La gimnasia de la GENTE FELIZ

Qi Gong

Título original: LA GYMNASTIQUE DES GENS HEUREUX

© Guy Trédaniel Editeur, 2003
   Tous les droits réservés.

© de la edición en castellano:
   2006 by Editorial Kairós, S.A.

Demostración de los movimientos de Qi Gong: *Corinne Réquéna* e *Yves Réquéna*
Explicaciones de los caracteres chinos: *Cyrille Javary*
Fotografías de los movimientos de Qi Gong: *Jean-Benoît Paoli* / ayudante: *Céline Peny*
Fotografía monje Shaolin Shi de Cheng: *F. Serralta* (p. 15)
Fotografía Tratamiento mediante Qi Gong en una clínica de Shanghai: *Dominique Banizette* (p. 74)

Primera edición: Marzo 2006

I.S.B.N.: 84-7245-614-5
Depósito legal: B-5.123/2006

Fotocomposición: Grafime. Mallorca 1. 08014 Barcelona
Impresión y encuadernación: Índice. Fluvià, 81-87. 08019 Barcelona.

Yves Réquéna

La gimnasia
de la GENTE FELIZ
Qi Gong

Traducción del francés de Miguel Portillo

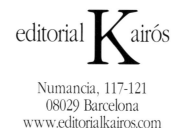

editorial Kairós

Numancia, 117-121
08029 Barcelona
www.editorialkairos.com

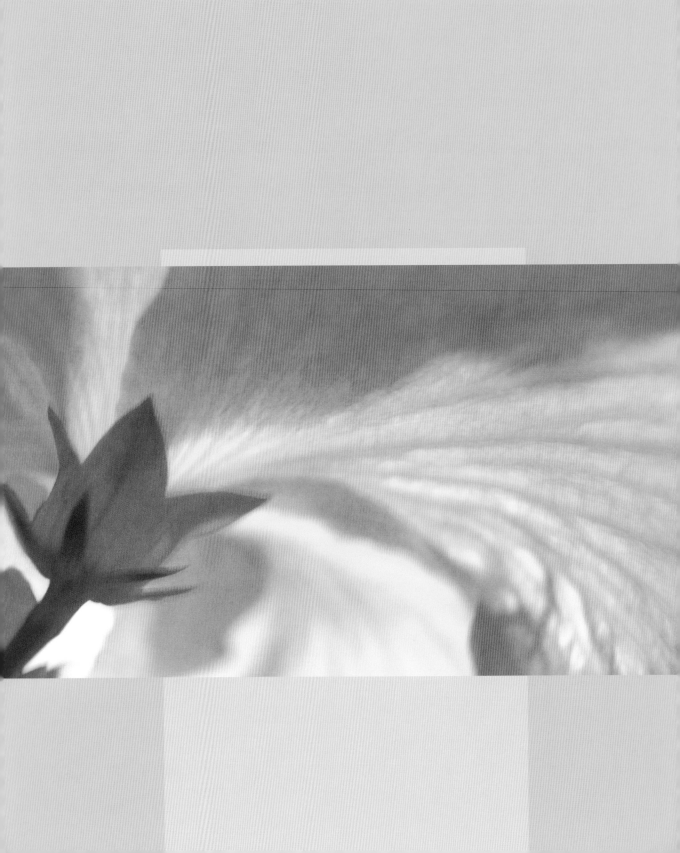

SUMARIO

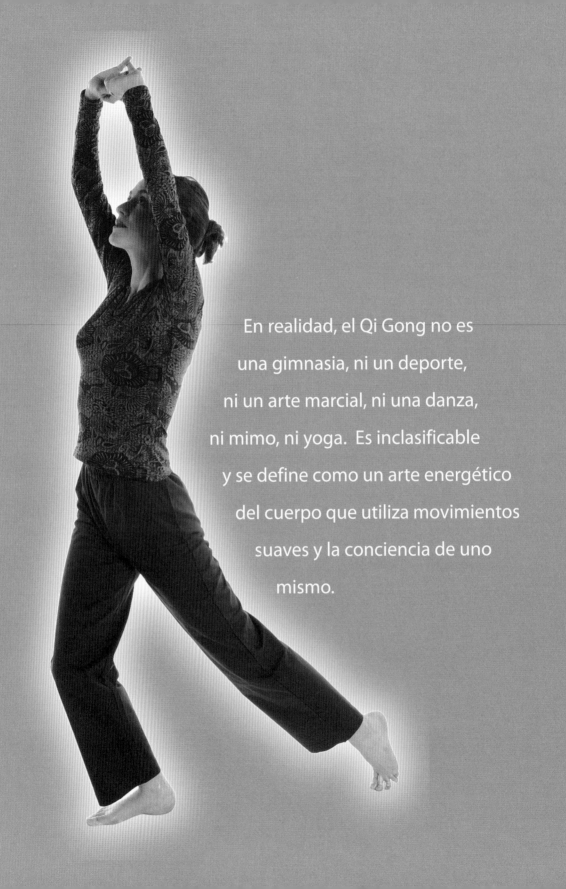

En realidad, el Qi Gong no es
una gimnasia, ni un deporte,
ni un arte marcial, ni una danza,
ni mimo, ni yoga. Es inclasificable
y se define como un arte energético
del cuerpo que utiliza movimientos
suaves y la conciencia de uno
mismo.

INTRODUCCIÓN

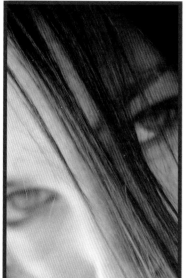

El estrés, los dolores, las angustias e incluso la enfermedad suelen ser consecuencia de nuestra vida moderna, donde nos hallamos sometidos a presión con la sensación de que el tiempo pasa demasiado aprisa. Si de entrada nos dejamos arrastrar por el torbellino de actividad e incluso de superactividad de la vida moderna, un día u otro necesitaremos hacer una pausa, sentiremos la necesidad de reconciliar cuerpo y espíritu, y de respetar el ritmo propio.

El Qi Gong constituye un método ideal para recuperar la armonía, ya que es fácil de practicar, carece de contraindicaciones y para ello no son necesarias grandes capacidades físicas.

Aunque ahora, en Occidente, el Qi Gong parece ser una nueva técnica que responde a nuestras investigaciones acerca del bienestar físico y mental, así como de la búsqueda de equilibrio, en China se practica desde hace unos 3.000 años. Para los chinos constituye un apoyo cotidiano que proporciona los medios para influir sobre el cuerpo y el ser interior, tanto en la vida particular y profesional como en campos tan distintos como la salud, el ocio, el arte…

[El Qi Gong constituye un método ideal

para recuperar la armonía,

pues su práctica es muy sencilla…]

La técnica consiste en movimientos simples, sin esfuerzos musculares ni cardíacos, asociados a la respiración y la concentración. Con la práctica notará que tienen lugar cambios en su cuerpo, así como en su manera de pensar y de reaccionar frente a las diversas situaciones de la vida cotidiana... Se aprende a estar en armonía con lo que se es en el fondo, hasta dejar de padecer esa sensación tan incómoda de estar sufriendo el ritmo de la vida. Se adquiere la facultad de controlar las situaciones. Las sesiones también pueden tener un objetivo terapéutico, concentrándose en ciertos órganos o funciones del organismo.

En la China, el acceso al "bienestar" está basado en el concepto de "energía", que también comparten la acupuntura, la dietética, la farmacopea (fitoterapia china), las artes marciales y el Feng Shui. En realidad, al actuar directamente sobre la energía que reside en nosotros, el Qi Gong es el vínculo de unión de todas esas disciplinas. Dicho de otra manera, es la técnica de base que permite vivir mejor, más y con plena vitalidad.

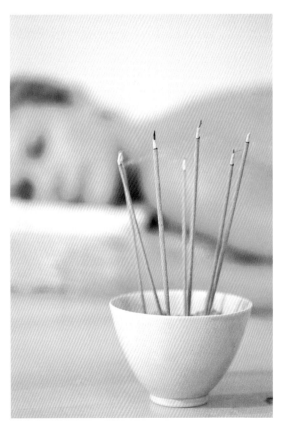

Antes de descubrir de qué manera puede el Qi Gong controlar y cambiar su cotidianidad, compruebe su nivel de energía utilizando la prueba "¿Yin o Yang?". Las páginas que vienen a continuación responderán a las preguntas que pueda hacerse acerca de la energía, de la prueba de su existencia, de los síntomas de debilidad y de las soluciones para reactivarla.

Al final de estas páginas comprenderá los beneficios inherentes a la utilización del Qi Gong en su vida cotidiana como gesto fundamental de higiene de vida.

Test
¿YIN O YANG?
UN QI GONG PARA CADA UNO

Responda a las afirmaciones y apunte:
7 si es EXACTAMENTE usted / 5 si es BASTANTE usted / 2 si es un POCO / 0 si NO ES su caso

Preguntas

1. No me gusta estar sin hacer nada .... ☐

    2. Me gusta descansar muy a menudo o estar sin hacer nada .... ☐

3. Prefiero los deportes activos .... ☐

    4. Prefiero las disciplinas lentas y la relajación, el Yoga, el Tai Chi, o incluso no hacer nada ... ☐

5. Soy resistente al cansancio .... ☐

    6. Me canso con facilidad .... ☐

7. Me recupero con facilidad .... ☐

    8. Me recupero lentamente .... ☐

9. Necesito dormir poco .... ☐

    10. Necesito dormir mucho para estar en forma al día siguiente .... ☐

11. No soy friolero, suelo tener calor .... ☐

    12. Soy friolero y me resulta difícil entrar en calor .... ☐

13. Siempre tengo las manos calientes .... ☐

    14. Suelo tener las manos frías y les cuesta entrar en calor .... ☐

15. Hablo más bien deprisa y con voz fuerte .... ☐

    16. Hablo más bien despacio y con voz débil .... ☐

17. Camino con paso rápido y hago ruido con los talones .... ☐

    18. Camino con pasos sordos y silenciosos .... ☐

19. Siempre tengo prisa .... ☐

    20. Me tomo mi tiempo para hacer lo que he de hacer .... ☐

    Totalice la columna YANG .... ☐

      Totalice la columna YIN .... ☐

Resultados

Evalúe su Yang

Si la puntuación a las preguntas impares es superior a 37 es usted Yang; si es superior a 47 es muy Yang o demasiado Yang.

El Qi Gong le ayudará a cultivar su energía Yin para evitar el exceso de Yang y padecer por ejemplo hipertensión, taquicardia, reacciones emocionales intensas e inadaptadas, y tensiones o exceso de autoridad.

Ejercicios prioritarios:
El ave fénix despliega sus alas (p. 54); Liang Yi alimenta la energía Yin (p. 48); Estiramiento del hígado y la vesícula biliar (pp. 80-81), y estiramiento del corazón y el intestino delgado (p. 84).

Evalúe su Yin

Si su puntuación a las preguntas pares es superior a 37 es usted Yin; si es superior a 47 es muy Yin o demasiado Yin.

El Qi Gong desarrollará su energía Yang para no sufrir de demasiado Yin y de sus consecuencias, pues se halla presente en exceso, provocando frío, falta de resistencia, disminución de la inmunidad y la energía, cansancio y que se encierre en sí mismo, así como timidez.

Ejercicios prioritarios:
El árbol (p. 95); La respiración a través de los huesos (p. 97); El paso de la grulla (pp. 46-47); Estiramiento de los meridianos del riñón y la vejiga (p. 91), así como del pulmón y el intestino grueso (p. 89); La bola de fuego (p. 56), y los masajes del Ming Men y del Dan Tian (p. 57).

Evalúe la diferencia

Si la diferencia es poca, menos de 20 puntos entre su Yin y su Yang, su energía se halla casi equilibrada. Si supera los 20 puntos –30 o 40 entre el Yin y el Yang–, entonces su energía padece un desequilibrio

No sirve de nada tener demasiado Yang y estar demasiado agitado ni tener demasiado Yin y estar muy calmado. En la medicina china, la condición indispensable para una perfecta salud física y psíquica es el equilibrio entre Yin y Yang.

En este caso, **la práctica del Qi Gong** constituye para usted una solución muy eficaz a fin de equilibrar las dos polaridades, Yin y Yang.

¿LA FUENTE
DE SU ENERGIA? EL QUI

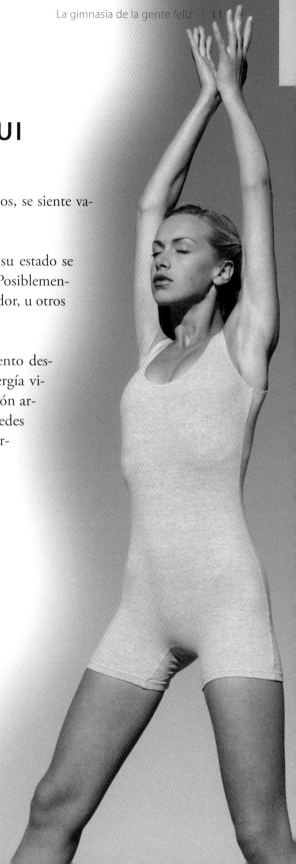

Se encuentra desinflado, su moral está por los suelos, se siente vacío de energía...

Si consulta a un médico occidental, le explicará que su estado se debe a una carencia de ciertos nutrientes, al estrés, etc. Posiblemente acabará recetándole vitamina C, de efecto dinamizador, u otros complejos remineralizantes.

En cambio, un médico chino insistirá en un tratamiento destinado a alimentar su "Qi" (pronunciar "chi"): su energía vital, la fuente de su vitalidad, y en facilitar su distribución armónica por todo el cuerpo. Esta energía no utiliza las redes nerviosas habituales. Circula por todo el cuerpo a lo largo de canales, llamados meridianos.

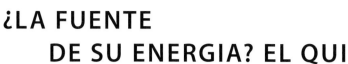

Qi: el sentido de este carácter proviene de la resonancia creada por la relación de los dos elementos de los que está compuesto: arroz y respiración. Ambos son de la misma esencia sin ser de la misma naturaleza. Ambos evocan lo que permite que la vida se desarrolle: uno bajo la forma más móvil, invisible, incitante, la más Yang de todas: los vapores aéreos. El otro, bajo la forma más concentrada, interiorizada, dura, perdurable, nutritiva: los granos de arroz que en su pequeño gránulo contienen las cosechas del futuro.

C.J.

Las pruebas de la energía

El Qi o energía que circula normalmente por el cuerpo, puede medirse eléctricamente al nivel de los meridianos y de los puntos de acupuntura. Puede observarse una diferencia de potencia eléctrica con respecto al resto del cuerpo.

Las pruebas de la energía sobre las que descansa el Qi Gong son observables a través de los resultados espectaculares de la acupuntura a la hora de curar todo tipo de enfermedades o de inducir una anestesia que permite operar a un paciente sin tener que dormirle con productos anestesiantes (una solución útil en dolencias cardíacas, por ejemplo, o para quienes padecen alergias). Aunque, en condiciones normales, esta energía Qi circula de forma silenciosa por nuestro cuerpo, la práctica del Qi Gong nos permite sentirla. Dependiendo de la sensibilidad de cada uno, se la percibe como una corriente, como hormigueos, como una onda, un escalofrío, una especie de deslizamiento o calor en el lugar en que uno se concentra. Gracias a la concentración es posible dirigir esa energía al extremo del cuerpo, e incluso proyectarla hacia el exterior. Experimentos científicos, llevados a cabo sobre todo en China y Japón, han demostrado la naturaleza de este Qi mediante mediciones realizadas con aparatos de detección. El Qi humano posee una naturaleza electromagnética que desprende calor detectable mediante una cámara de infrarrojos, y posee un resplandor de tipo láser.

También ha sido posible observar que la potencia de la energía "Qi" emitida por los grandes maestros es capaz de modificar la estructura molecular del agua e incluso esterilizar un cultivo de microbios o de virus, disminuir el desarrollo de tumores experimentales en animales, etc.

Usted también cuenta con energía... ¡Compruébelo!

A fin de hacerse consciente de su propia energía, realice el siguiente ejercicio: sentado en una silla o en un cojín, con la espalda derecha, coloque sus manos frente a frente, aproximadamente a una distancia de 30 cm entre sí, frente al plexo solar (los codos ligeramente separados del tronco). Al inspirar, separe ligeramente las palmas de las manos, y luego, al expirar, acérquelas sin que se toquen. Imagine que amasa una bola llena de energía, con la consistencia de un algodón de azúcar. Al cabo de pocos instantes notará que le hormiguean las manos, que se calientan e incluso cambian de color. Es señal de que la energía se ha concentrado en sus manos. Está usted preparado por ejemplo para masajear, para calmar un dolor o simplemente para difundir ese calor por todo el cuerpo... De todo ello se desprenderá una sensación de bienestar y serenidad.

UN YIN Y UN YANG
EN EQUILIBRIO PERFECTO

Tanto si se trata de los reinos animal, vegetal o mineral, el estado de equilibrio sólo puede alcanzarse cuando dos fuerzas opuestas (o dos polaridades, positiva y negativa) se complementan, conformando una armonía perfecta. Los chinos las llaman Yin y Yang. A fin de comprender mejor el estado de equilibrio, tomemos el ejemplo sencillo de la temperatura del agua en el baño: para poder bañarnos en agua tibia debe haber la misma cantidad de agua muy caliente y de agua muy fría. Igual que en este ejemplo, lo pesado se opone de manera natural a lo ligero, el reposo al movimiento, la mujer al hombre, la noche al día, lo bajo a lo alto, la sombra a la claridad, y el agua al fuego. Este concepto de la antigua China también se aplica al organismo humano: la fuerza Yin modera el corazón, los metabolismos y la temperatura, mientras que la fuerza Yang tiene un efecto estimulante sobre todas las funciones del organismo. Si una de estas dos fuerzas se debilita, existe el riesgo de que aparezca una disfunción, que puede desarrollarse provocando la enfermedad.

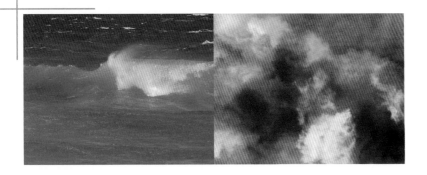

LOS PODERES
DE LA ENERGÍA

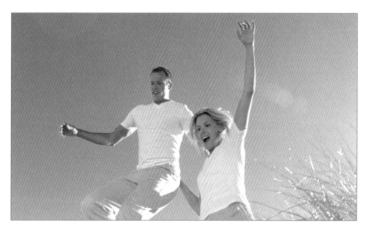

Cuando la energía vital circula perfectamente por todo el organismo, se está al máximo de las capacidades físicas, mentales y espirituales. Se está en un estado de serenidad activa, eficaz pero tranquila, en el que se controlan las situaciones de manera natural y se goza de plena salud. Aunque, para la gran mayoría de todos nosotros, esta plena vitalidad permite simplemente vivir feliz (y eso ya es extraordinario), también proporciona poderes "sobrenaturales" o "sobrehumanos" para aquellos que la dominan perfectamente.

Por el contrario, un descenso de esta energía, que los médicos chinos denominan energía Jing, provoca vulnerabilidad, pues, según los conocimientos de la medicina china, los riñones, las glándulas suprarrenales y las sexuales se encontrarán en estado de debilidad, así como la inmunidad.

Las consecuencias de ello son la aparición de fatiga, lumbalgias, frío, debilidad en las piernas, fatiga durante la menstruación, pérdidas de memoria, dificultades de concentración, vértigos, ensimismamiento, depresión, infecciones urinarias, cistitis, impotencia, disminución del deseo, frigidez, vulnerabilidad frente a las infecciones…

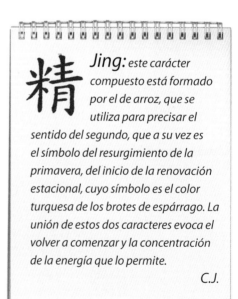

Jing: este carácter compuesto está formado por el de arroz, que se utiliza para precisar el sentido del segundo, que a su vez es el símbolo del resurgimiento de la primavera, del inicio de la renovación estacional, cuyo símbolo es el color turquesa de los brotes de espárrago. La unión de estos dos caracteres evoca el volver a comenzar y la concentración de la energía que lo permite.

C.J.

Los poderes de los grandes maestros

Los grandes maestros de Qi Gong que iniciaron su práctica de muy jóvenes y que le han consagrado muchas horas al día son capaces de proyectar el Qi con fines marciales o terapéuticos. Asociado a las artes marciales como el Tai Chi Chuan, el control de la energía proporciona al experto una gran fuerza, hasta el punto de llegar a proyectar a su adversario a varios metros, a veces incluso sin tocarlo.

Siguiendo ese mismo principio, pero con fines terapéuticos, los grandes maestros de Qi Gong curan emitiendo su energía hacia el paciente, tanto entrando en contacto con él como sin necesidad de hacerlo. Por ello pueden movilizar un miembro paralizado, arreglar en pocos minutos huesos fracturados, aliviar dolores diversos y mejorar parálisis, sorderas, las secuelas de la hemiplejía, disminuir el volumen de quistes, pólipos, y tumores. En China se considera que el Qi Gong es una terapéutica. Por ello resulta frecuente que, en algunos servicios hospitalarios, los maestros de Qi Gong se turnen con acupuntores para tratar a los enfermos más graves. Pero los resultados son mejores si el enfermo también practica Qi Gong, y si los ejercicios que se le asignan se adecuan a su estado de salud. Los maestros de Qi Gong no son pues ni gurus ni magos, sino sólo personas que han sabido llegar a controlar una energía que está en todos nosotros.

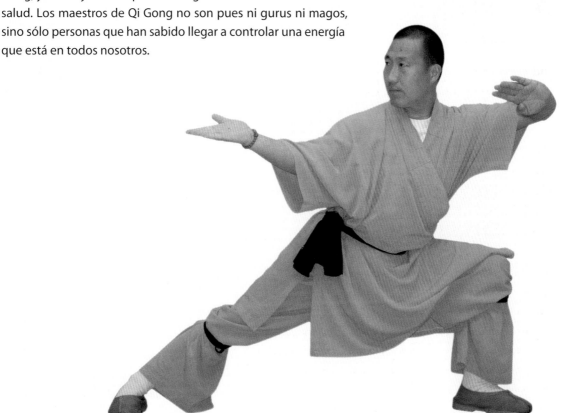

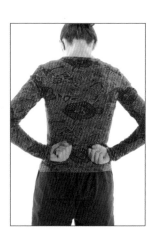

1. Los masajes

El tratamiento consiste en masajear con los puños cerrados –sin apretar demasiado las manos y siguiendo un movimiento circular– la región lumbar, de lado a lado de la columna vertebral, a la altura de los riñones. A continuación, golpear con firmeza.

2. La acupuntura

Se colocan agujas en los puntos de control de los órganos y sobre los puntos de control de los meridianos, a fin de reforzar la energía.

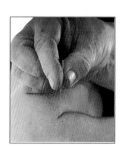

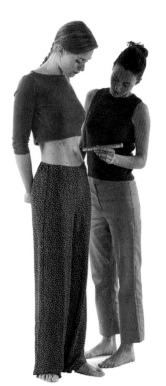

3. Las moxas

El acupuntor puede utilizar la técnica de las moxas, que consiste en calentar los puntos de control de los meridianos y órganos con un bastoncillo de artemisa incandescente. Se obtiene el mismo resultado que con las agujas. A veces su efecto se multiplica por diez. Cuando se localizan bien estos puntos, las personas pueden hacerlo por sí mismas (véase *Guide practique des Moxas Chinois*, ed. Grasset).

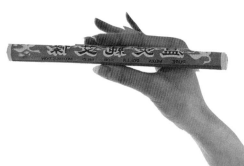

LA ENERGÍA VITAL

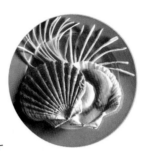

4. La dietética

Los alimentos beneficiosos para la energía vital son por ejemplo el marisco y los crustáceos (ostras, vieiras, mejillones, gambas, langostinos) y los cereales germinados (alfalfa, lentejas germinadas, trigo germinado, brotes de soja).

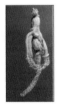

5. La fitoterapia

Realizar curas de ginseng es un método chino ancestral para restaurar la energía, pero teniendo en cuenta la edad, la estación, y el tipo de ginseng.

6. El Qi Gong

Es la técnica más apreciada en China para estimular la energía vital, hasta el punto en que los chinos la consideran la "joya de su civilización". En efecto, esta gimnasia que asocia movimientos fluidos y respiración tiene por objeto liberar la energía vital y facilitar su circulación por todo el cuerpo.

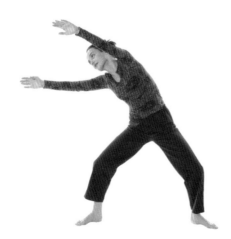

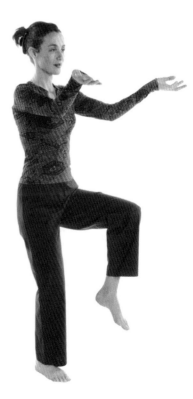

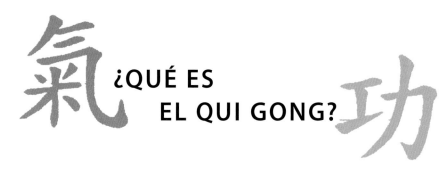

¿QUÉ ES EL QUI GONG?

Literalmente, Qi Gong significa "ejercitarse con la energía". Este entrenamiento, practicado cada mañana por millones de chinos, responde a la tradición milenaria china que considera que el ser humano debe vivir en armonía con su entorno.

El Qi Gong toma la forma de una gimnasia suave en la que los ejercicios se encadenan mediante movimientos lentos, flexibles y armónicos que requieren de una cierta concentración. Asociados a la respiración, estos ejercicios refuerzan y tonifican el cuerpo, mantienen en forma al corazón y sobre todo nos ayudan a desarrollar nuestra vitalidad y a renovarla a fin de permitir que cada uno utilice el máximo de sus capacidades, e incluso descubrir aptitudes insospechadas.

Existen muchos tipos de sesiones. Según las posturas, la respiración, la concentración, la posición (de pie, sentada), el ritmo de los movimientos (inmóvil, ondulaciones...), se obtienen efectos distintos. Algunas sesiones hacen circular la energía por todo el cuerpo a fin de alentar la regeneración de los tejidos (huesos, vasos, órganos, músculos, glándulas endocrinas). Su práctica regular puede bastar para reducir el desgaste del organismo y así aumentar nuestra longevidad. Otras trabajan sobre los meridianos y los órganos con un fin terapéutico o permitiendo desarrollar una energía más sutil y pura, favoreciendo la meditación.

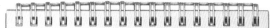

 Qi Gong es una expresión que consta de dos caracteres, el primero de los cuales, Qi, significa "fuerza" o "energía", aunque los chinos lo denominan "hálito".

El segundo, Gong, está formado por la asociación de los caracteres de la fuerza muscular y de una herramienta (una paleta que se utiliza para recubrir las paredes de argamasa), y quiere decir "trabajo, realización, cumplimiento".

Así pues, "Qi Gong" hace referencia en chino a una técnica corporal práctica destinada a cumplimentar y lograr la convergencia, mediante movimientos apropiados, de la fuerza invisible que anima todo organismo que vive a partir del hecho simple de su voluntad de vivir.

C.J.

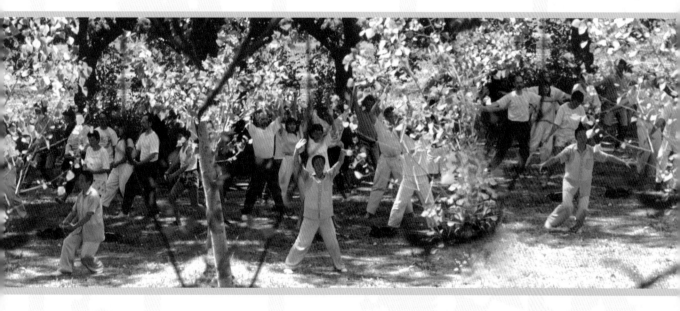

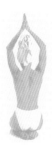

DIFERENCIAS ENTRE QI GONG, YOGA, TAI CHI...

¿ Por qué practicar Qi Gong en lugar de Yoga o Tai Chi?
Aunque esas disciplinas tengan por objeto el bienestar, cada una de ellas cuenta con sus particularidades.

El Tai Chi Chuan

Los chinos también lo llaman el "boxeo del principio supremo" o Qi Gong de combate (o para el combate). En efecto, este arte marcial nacido en China en el siglo XIII, es decir, al menos 2.000 años más tarde que el Qi Gong, utiliza los mismos principios de los movimientos de energía que el Qi Gong. Disciplina de autodefensa, el Tai Chi Chuan consiste en movimientos lentos y fluidos que hacen circular las energías a fin de proyectarlas en el momento del combate.

■ *Ventajas:* al medirse con un adversario, se puede comprobar el propio progreso energético. Los chinos son tan amantes de esos desafíos que organizan competiciones y tienen el deseo de que esta disciplina aparezca en los próximos Juegos Olímpicos. Los movimientos desarrollan tanto la coordinación como el equilibrio.

■ *Diferencia respecto al Qi Gong:* aunque el Tai Chi Chuan puede mejorar la salud al hacer circular la energía y entrar en un suave contacto con sensaciones físicas, no puede –como el Qi Gong– tener un efecto terapéutico dirigido sobre un órgano o una función del organismo, ni tampoco ayudarnos a proseguir un trabajo de desarrollo personal de manera tan concreta como ocurre con ciertos Qi Gong, que operan sobre una determinada emoción, o sobre un meridiano en concreto, por ejemplo.

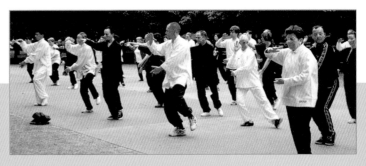

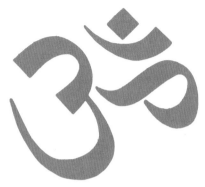

El Yoga

En razón de sus objetivos compartidos con el Qi Gong, el Yoga también ha pasado a denominarse en China como el "Qi Gong índico". Nacido en la India en el siglo III, utiliza posturas o *asanas* que se mantienen durante varios segundos o minutos, uniendo técnicas de respiración que tienen por objeto despertar los centros de energía a fin de armonizar cuerpo y espíritu.

■ *Ventajas:* el Yoga afloja los músculos, flexibiliza las articulaciones, tonifica la musculatura de los miembros y refuerza los órganos internos. También puede utilizarse terapéuticamente en la prevención o incluso el tratamiento de algunas dolencias.

■ *Diferencia respecto al Qi Gong:* al igual que el Qi Gong, el Yoga tiene por objeto hacer circular la energía por el cuerpo, pero, contrariamente al Qi Gong, su práctica está esencialmente centrada sobre uno mismo, tal vez en demasía, corriendo el riesgo de aislarse. El Qi Gong presenta una ventaja adicional, que es la de utilizar energías de la naturaleza para alimentar nuestra propia energía vital. Al favorecer los intercambios entre el exterior, el universo y uno mismo, el Qi Gong nos ayuda a adaptarnos mejor a nuestro entorno, así como a comunicarnos mejor.

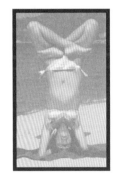

QI GONG Y SALUD

En China, el Qi Gong forma parte del arse-
nal terapéutico del que disponen los médicos para tratar a sus pacientes, al igual que
la acupuntura, la fitoterapia o la dietética,
pero también para prevenir enfermedades.

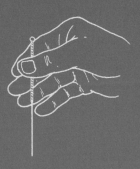

EN LA PREVENCIÓN

Esta gimnasia milenaria llamada "gimnasia de la salud y la longevidad" es el arte que los sabios, los médicos y los monjes taoístas crearon para captar la energía de la naturaleza y así reforzar la energía vital y facilitar su circulación por todo el cuerpo a fin de que los órganos y los diferentes tejidos del organismo se nutran mejor. Es la condición indispensable para sentirse animado por una sensación interior de bienestar y beneficiarse de un aumento de la resistencia física. El organismo, ahora menos vulnerable y más resistente, está mejor preparado para reducir la velocidad del inexorable proceso de envejecimiento.

Dicho de otra manera, el Qi Gong se nos presenta como una técnica interesante que puede ayudarnos a recuperarnos cotidianamente, algo siempre difícil, pues la vida moderna sigue pautas urbanas, muy alejadas de las leyes de la naturaleza, y está sometida al estrés de las presiones sociales y profesionales, a la vez que maltratada por una alimentación desequilibrada, la contaminación atmosférica y los excesos del alcohol, el café y el tabaco, a menudo reflejo de un malestar.

EN EL TRATAMIENTO

Los ejercicios de Qi Gong se vienen utilizando desde hace más de 30 siglos para curar o mejorar algunos desórdenes orgánicos. En diversos hospitales chinos existen departamentos de Qi Gong donde se perpetúa la tradición de enseñar a los pacientes los movimientos que les ayudarán a mejorar su salud.

Esta técnica es muy importante para los científicos, que cada dos años consagran un congreso internacional que permite determinar los efectos producidos por los distintos ejercicios y así descubrir nuevas indicaciones terapéuticas. En 1990, un informe científico destinado a los cardiólogos occidentales demostraba que la práctica regular del Qi Gong permite una mejor recuperación cardíaca tras sufrir un infarto, demostrada por una mejora de los electrocardiogramas. Desde entonces, y gracias a los múltiples viajes de los apasionados de la medicina china y de numerosas publicaciones (cf. apartado "Qi Gong y medicina, p. 143), el Qi Gong se ha propagado rápidamente por Occidente, sobre todo en Francia. Y ello por una razón esencial: esta técnica ofrece un conjunto de ejercicios que permiten que nosotros mismos tratemos dolencias cotidianas sin medicamentos, utilizando simplemente la energía de nuestro propio cuerpo.

Tratarse uno mismo

Gracias al Qi Gong es posible hallar alivio mediante nuestra propia energía. No obstante, los resultados dependerán de la regularidad de la práctica, que permite adquirir capacidades indispensables, en particular el
desarrollo de nuestra energía vital, de la capacidad de notar la circulación de dicha energía por el cuerpo a fin de poder desplazarla a voluntad con sólo pensar en el lugar donde queremos que actúe. La práctica
regular permite también desarrollar la visualización. Resulta primordial
para poder ver mentalmente con precisión la zona a tratar o los resultados deseados.

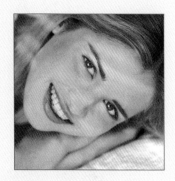

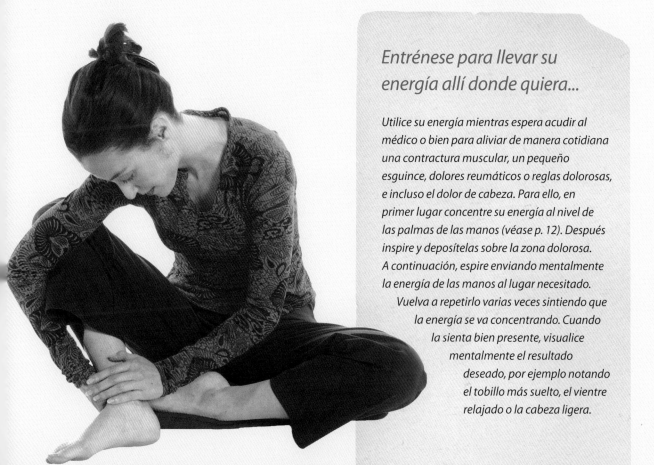

Entrénese para llevar su energía allí donde quiera...

Utilice su energía mientras espera acudir al
médico o bien para aliviar de manera cotidiana
una contractura muscular, un pequeño
esguince, dolores reumáticos o reglas dolorosas,
e incluso el dolor de cabeza. Para ello, en
primer lugar concentre su energía al nivel de
las palmas de las manos (véase p. 12). Después
inspire y deposítelas sobre la zona dolorosa.
A continuación, espire enviando mentalmente
la energía de las manos al lugar necesitado.
Vuelva a repetirlo varias veces sintiendo que
la energía se va concentrando. Cuando
la sienta bien presente, visualice
mentalmente el resultado
deseado, por ejemplo notando
el tobillo más suelto, el vientre
relajado o la cabeza ligera.

EL QI GONG

EN ALGUNOS CASOS DE LA A A LA Z

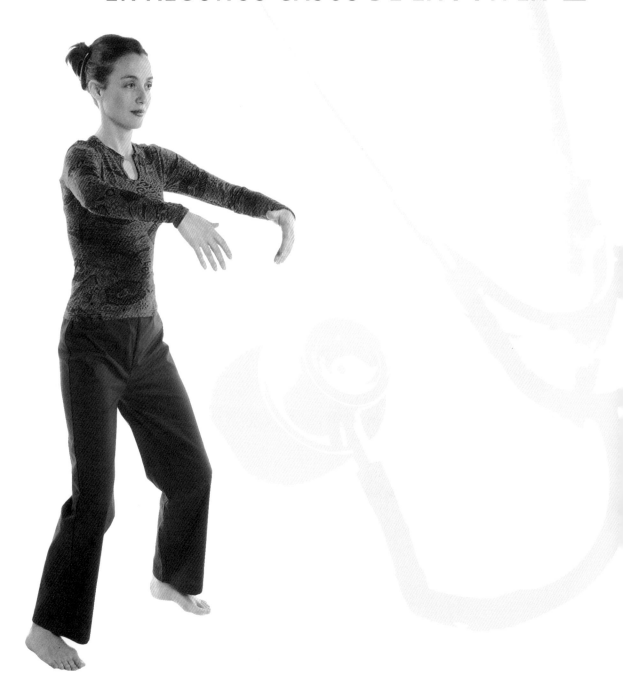

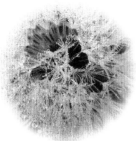

ALERGIAS

Las alergias que sobrevienen de manera súbita en primavera, cuando el aire es templado y está cargado de polen, gramíneas y otras partículas alérgenas provenientes de la naturaleza, suelen deberse, según la medicina china, a una hipersensibilidad de la energía del hígado. Las alergias respiratorias crónicas debidas a los ácaros o al moho están relacionadas con una debilidad de la energía del pulmón.

Las respuestas del Qi Gong:

Hay movimientos apropiados y relacionados con la respiración que tienen por objeto drenar el hígado y su meridiano. La emisión del sonido terapéutico "Xu" (la "u" se pronuncia con un sonido entre "i" y "u") tiene la propiedad de reequilibrar el hígado, permitiendo una acción más prolongada y preventiva.

Contra las alergias crónicas debidas a una carencia de energía de los pulmones, hay que practicar ejercicios indicados para la fragilidad respiratoria, como "El paso de la grulla".

Ejercicios:

"El paso de la grulla"
(Descripción en p. 46)

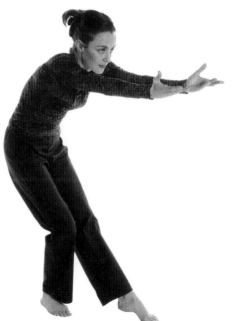

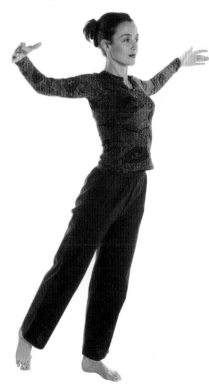

"El sonido *Xu*"

■ *De pie, con los pies juntos, separe el pie izquierdo a la misma distancia que están los hombros.*

■ *Sitúe las manos a la altura del plexo solar, separándolas y aproximándolas para sentir la energía entre las manos.*

■ *Vuelva las palmas de las manos hacia el cielo llevando las manos hacia atrás, a la vez que inclina el busto hacia delante.*

■ *Enderece el busto, manteniendo las rodillas flexionadas. Los brazos están arqueados, como si abrazasen el tronco de un árbol grande. El centro de la palma de las manos capta la energía del bosque.*

■ *Mantenga esta posición algunos minutos.*

■ *A continuación, cuando sienta la energía en las manos, hágala entrar en el hígado y el bazo colocando las manos a cada costado del busto.*

■ *Reparta la energía entre los dos órganos masajeándose los costados. Para lograrlo, haga un movimiento giratorio con las manos, tres veces en un sentido, y tres en el otro.*

■ *Después, coloque los pulgares sobre el ombligo y llévelos hacia los costados a la vez que se pone de puntillas.*

■ *A continuación, abra los ojos, golpee con los codos contra los costados, con las palmas de las manos hacia arriba, y los dedos hacia delante. Al mismo tiempo, vuelva a caer sobre los talones, pronunciando el sonido "Xuuu". Deberá sentir el sonido vibrando en el hígado y al expulsar la energía impura.*

■ *Para repetir el ejercicio, lleve las manos hacia la cintura y después, mediante un gesto circular, sitúelas en posición redondeada, como si volviese a abrazar el árbol.*

> **Complemento:** practique "El árbol" (p. 95), y "Masaje de nariz".

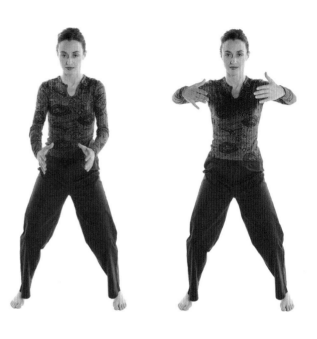

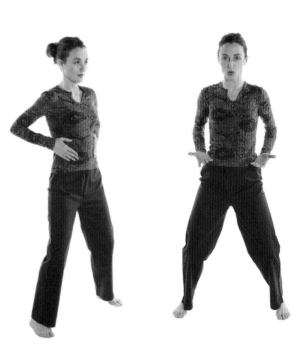

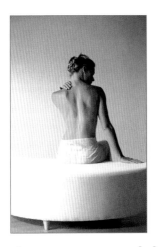

CERVICALGIAS

Aunque en Occidente este tipo de dolor se achaca a contracturas de origen nervioso, un accidente (golpe en la nuca) o a la artrosis, para el médico chino esta patología denota además un desorden de la circulación de la energía que discurre en los meridianos del cuello (sobre todo de los de la vesícula biliar, vejiga, intestino delgado o del meridiano Du Mai).

Las respuestas del Qi Gong:

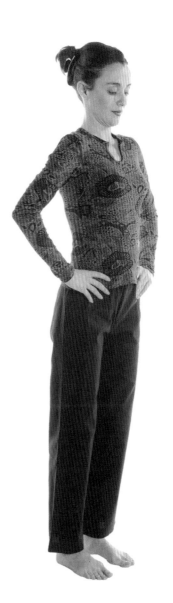

"La tortuga saca la cabeza" o "El dragón saca la cabeza": dos ejercicios cuyos movimientos tienen por objeto eliminar las barreras que bloquean la energía en los meridianos a fin de facilitar su circulación, así como la de la sangre en los vasos y microvasos en las zonas de tejido y musculares. Estos ejercicios son especialmente beneficiosos para las personas que trabajan ante un ordenador, pues no sólo relajan el cuello, sino que además descansan los ojos.

Ejercicio: "La tortuga saca la cabeza"

En la oficina para descansar la nuca:

■ *Sentado en el borde de una silla, con la planta de los pies en el suelo y la espalda derecha, estire la columna vertebral hacia arriba como para levantar el techo con la coronilla, con el mentón metido hacia el cuello.*

■ *Al espirar, levante el mentón hacia arriba, en línea vertical, para a continuación describir un gran círculo hacia delante hasta acercarlo todo lo posible al esternón. Después, al inspirar, regrese a la posición inicial, manteniendo el mentón en contacto con el esternón.*

- Realice este movimiento 10 veces, y después otras 10 en sentido contrario, iniciando el círculo hacia abajo, lentamente, sin prisas.

- *Importante*: durante el ejercicio puede mantener los ojos cerrados para concentrarse mejor en la fluidez de la respiración y centrar su atención en el cuello y las vértebras que están en movimiento. No se fuerce al principio.

- Espere a que los músculos se calienten antes de forzar algo más el movimiento.

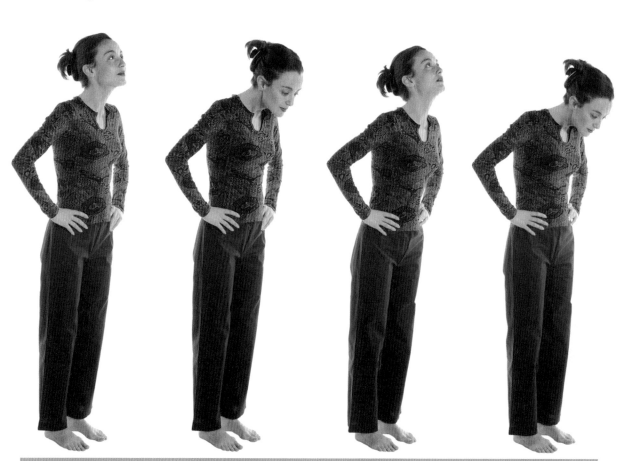

CISTITIS

Los médicos chinos explican las infecciones urinarias como una entrada de frío o de calor en el meridiano de la vejiga y en la propia vejiga.

Si se trata de una cistitis provocada por el frío, los síntomas son poco importantes, siendo generalmente el único la inflamación de la vejiga: la orina es de color normal y no hay fiebre. Por lo general, este tipo de cistitis aparece en un contexto de debilitamiento de la energía de los riñones y la vejiga.

Las cistitis debidas al calor afectan sobre todo a personas Yang y se caracterizan por fiebre, una sed intensa, la lengua roja, orina oscura y dolores en el bajo vientre.

Las respuestas del Qi Gong:

Practicar ejercicios que refuercen los riñones. "Estiramientos del meridiano de la vejiga" (p. 91), y "Movimientos de la pelvis" (p. 64) también ayudan a mejorar la circulación de la energía en esta zona del bajo vientre y la vejiga.

Ejercicio:
"Digitopuntura en el punto *bazo 6*"

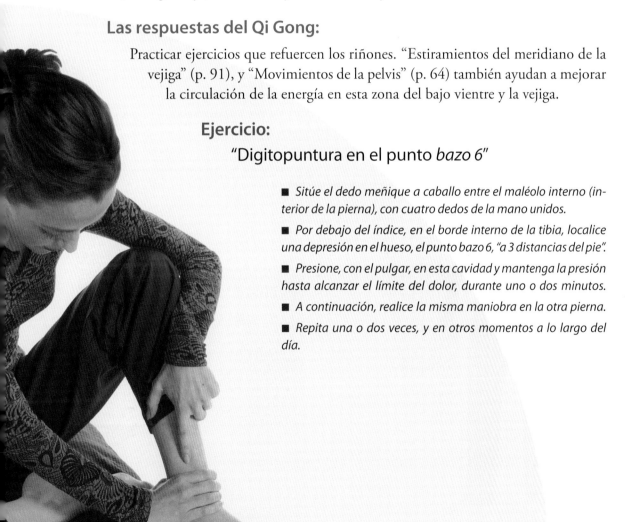

■ *Sitúe el dedo meñique a caballo entre el maléolo interno (interior de la pierna), con cuatro dedos de la mano unidos.*

■ *Por debajo del índice, en el borde interno de la tibia, localice una depresión en el hueso, el punto bazo 6, "a 3 distancias del pie".*

■ *Presione, con el pulgar, en esta cavidad y mantenga la presión hasta alcanzar el límite del dolor, durante uno o dos minutos.*

■ *A continuación, realice la misma maniobra en la otra pierna.*

■ *Repita una o dos veces, y en otros momentos a lo largo del día.*

DOLOR DE VIENTRE

Las hinchazones, el estreñimiento y las náuseas provienen de una disfunción del bazo que provoca el ascenso de demasiada energía. Si los dolores son predominantes y van acompañados de diarrea, hay que buscar un exceso de energía del estómago hacia la parte baja. Los alimentos transitan rápidamente por el aparato digestivo y son mal digeridos.

Las respuestas del Qi Gong:

Ejercicios que asocian movimientos y respiraciones para regular el estómago y el bazo.

Ejercicio:

"Separar la tierra y el cielo"

■ *Alternar el movimiento de los brazos, con una palma de las manos hacia el cielo y la otra hacia la tierra.*

■ *Espirar al separar las manos y relajar el vientre.*

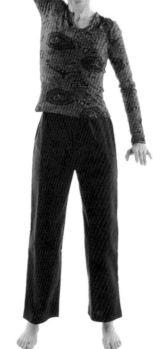

Complemento: también se puede practicar "Los 8 brocados de seda" (pp. 50-53).

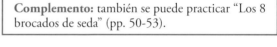

Los médicos chinos
utilizan moxas (barras de artemisa incandescente) para estimular los meridianos del estómago y el bazo. Esta práctica resulta muy eficaz y permite obtener un alivio rápido. En caso de diarrea se puede recurrir a la maniobra de calentar el ombligo.

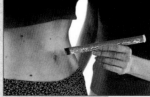

DEPRESIÓN

Las depresiones hereditarias y constitucionales son raras. Por lo general se trata de una depresión desencadenada por una ruptura sentimental o un desacuerdo, una muerte, un fracaso, un accidente o una sacudida emocional. Todo ello provoca un desajuste del humor que se traduce en un desinterés por el mundo, un repliegue sobre uno mismo, tristeza, ausencia de motivación y desánimo.

Las respuestas del Qi Gong:

Mediante ejercicios apropiados se estimula la vitalidad y, con las respiraciones asociadas a concentraciones, se intenta despertar y consolar nuestro "corazón sentimental", como en el caso de "El soplido del viento" (p. 55).

Otros ejercicios, más específicos, tienen por objeto modificar la energía de ciertos órganos cuya debilidad es el origen de nuestras emociones negativas.

■ Si la depresión va acompañada de miedo al fracaso, de un complejo de inferioridad o de una falta de ganas de vivir, hay que estimular la energía del riñón mediante ejercicios correspondientes a la estación invernal (p. 91).

■ Si la depresión tiene un origen afectivo, tras una pena, una ruptura o una decepción, el que necesita ser dinamizado es el corazón, mediante ejercicios estivales (pp. 84-85).

■ Si siente nostalgia del pasado y tiene la impresión de que su vida ha quedado atrás, y que el futuro no le reportará nada, su depresión estará relacionada con un déficit de energía del pulmón. Los ejercicios de otoño son los más convenientes (p. 89).

■ Si es de ideas fijas, es decir, obsesiones, refuerce el bazo con ejercicios de final del verano (o de la 5ª estación) (p. 88).

■ Si padece angustia, fobias, ataques de pánico o contracturas musculares que provocan crisis de tetania, reequilibre el hígado mediante ejercicios de primavera (pp. 80-81).

En la energética china, la depresión se acostumbra a relacionar con una pérdida del equilibrio entre agua y fuego, es decir, respectivamente entre los riñones, fuente de nuestra vitalidad, y el corazón, fuente de nuestras emociones y sentimientos.

Ejercicio:
"Meditación de los 3 Dan Tian"

Para valorar su personalidad

■ *Siéntese cómodamente, con las piernas cruzadas o en el borde de una silla, con los ojos cerrados, y respire tranquilamente con el vientre.*

■ *Medite en el Dan Tian:*
Lleve la atención a la pelvis, a la zona que se denomina Dan Tian inferior. Imagine que encuentra ahí una esfera amplia y cálida que va aumentando de tamaño y temperatura con cada inspiración y espiración. El centro de la esfera corresponde al centro de la pelvis. Establézcase en esa visualización ritmada por la respiración durante unos momentos bastante largos. Cuando haya creado en usted la imagen de la sensación de calor, piense que se trata de su vitalidad, dispuesta a aumentar y a proporcionar fuerza y valor. Dígase que puede contar con esa vitalidad. A continuación, regrese al centro de la esfera situada en el centro de la pelvis.

■ *Medite en el 2º Dan Tian:*
A continuación, ascienda la atención al pecho. Imagine que encuentra un espacio tranquilo y sereno que, con cada espiración, se hace más tranquilo y sereno. El centro de este espacio corresponde al centro del pecho. Establézcase en ese lugar el tiempo suficiente. Al sentir ese espacio tranquilo y sereno, acójase en él de todo corazón pensando que esa tranquilidad y esa serenidad le reconfortarán. A continuación regrese al centro de ese espacio situado en el centro del pecho.

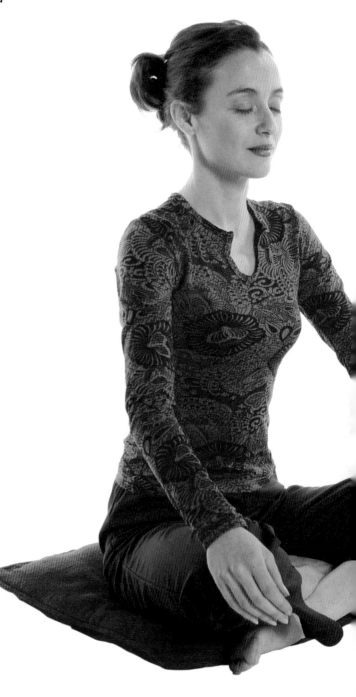

■ *Medite en el 3er Dan Tian:*

Ahora ascienda su atención a la cabeza, entre las cejas. Imagine que halla ahí un punto claro y luminoso que, con cada inspiración y espiración, se torna más claro y luminoso. El centro de este punto corresponde al centro de la cabeza. Permanezca en ese punto durante un instante. Una vez creada la sensación de claridad, piense que entra en contacto con simplicidad con esa sabiduría que es suya, a fin de poner las cosas en su sitio y considerarlas con distancia.

A continuación, regrese al centro de ese punto, que es el centro de la cabeza.

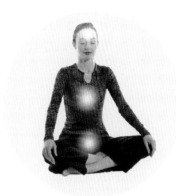

■ *Medite en los 3 Dan Tian:*

Finalmente, vuelva a descender a la pelvis y durante un tiempo observe esas 3 imágenes en el orden siguiente: arriba, un punto claro y luminoso que moviliza la sabiduría; en el centro, un espacio tranquilo y sereno que moviliza su capacidad de acogida; abajo, una esfera amplia y cálida que moviliza su vitalidad.

■ *Medite todo el tiempo que desee.*

■ *A continuación, concéntrese en la respiración sin visualización, y después, mientras inspira, abra los ojos mirando primero al suelo y luego la habitación en la que se halla.*

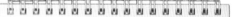

Se recomienda este ejercicio en caso de depresión, aunque también puede practicarse siempre que pase por un período de dudas o de pérdida de confianza. Equilibrar y armonizar todas las partes de su ser le ayudará a recuperar y reforzar todas las cualidades de la personalidad. Por ello, todos podemos practicarlo para armonizarnos.

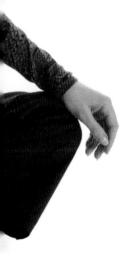

Importante. Si la persona deprimida no se siente capaz de practicar por sí misma, sería beneficioso que se apuntase a un curso, siendo lo ideal practicar a diario. En cambio, si consigue hacerlo por sí misma estará en el buen camino, pues en los ejercicios sabrá encontrar la energía necesaria que le ayudará a salir del bache.

DORSALGIAS

La mayor parte del tiempo, los dolores sentidos entre los omóplatos, o sobre todo el recorrido de la columna vertebral, son prueba de un gran estrés responsable de contracturas musculares. Según los médicos chinos, el dolor dorsal indica la debilidad de un órgano. Según ellos, la columna vertebral está rodeada de puntos que guardan una correspondencia directa con los órganos. Así, un dolor situado al nivel de la 3ª vértebra dorsal, entre los omóplatos, traduce una debilidad del Qi del pulmón; más abajo, a la altura de la 5ª dorsal, una debilidad del corazón, y en el centro de la espalda, por detrás, a la altura del plexo solar, un desorden del páncreas, del hígado o del estómago.

Las respuestas del Qi Gong:

Hacer circular la energía a lo largo de toda la columna vertebral, movilizando las vértebras, los músculos y los ligamentos intervertebrales mediante torsiones y estiramientos como los que se practican con un kinesiterapeuta, o durante el calentamiento en gimnasios, pero a menos velocidad.

Complementando este trabajo específico que tiene por objeto aliviar los dolores dorsales, de las cervicales al sacro, es recomendable practicar ejercicios que devuelvan la energía a los órganos debilitados. Por ejemplo, "El paso de la grulla", en caso de dolores en medio de los omóplatos, a fin de reforzar el pulmón, o "El águila despliega sus alas", en caso de dolores en el centro de la espalda, para estimular el hígado.

Ejercicio:
"Mover la cola del perro"

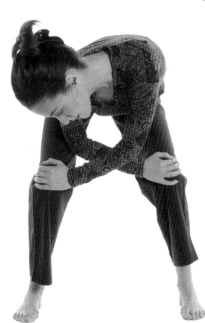

■ *Con las piernas flexionadas, los pies separados a la distancia de los hombros, los muslos casi horizontales, sacando las nalgas sin arquear las lumbares, y colocando la mano izquierda sobre la rodilla derecha y la mano derecha sobre la rodilla izquierda.* ■ *Mantener la espalda derecha estirando la columna vertebral, desde el sacro a la coronilla, y a continuación, manteniendo bien repartido el peso del cuerpo entre ambas piernas, desplazar la pelvis hacia la izquierda inclinando la cabeza sobre el hombro izquierdo (la oreja derecha debe acercarse todo lo posible al hombro). Desplazar a continuación la pelvis hacia la derecha e inclinar la cabeza hacia la derecha.* ■ *Inspirar al desplazar la pelvis hacia un lado y espirar al hacerlo al otro.* ■ *Repetir el ejercicio de 5 a 10 veces de cada lado.* ■ ***Importante:** apoyarse bien con las manos para desanudar las tensiones en profundidad.*

EMBARAZO

Durante el embarazo, la futura mamá se halla en relación íntima con el bebé, tanto física y biológica, como también energética y espiritualmente. Le nutre con su sangre, con el oxígeno que ella respira y con nutrientes procedentes de la alimentación, pero también de sus esperanzas, sus votos y su amor. De esos intercambios sutiles puede depender un mejor desarrollo del bebé y su capacidad de adaptación a la vida en el momento del nacimiento.

Las respuestas del Qi Gong:

Los ejercicios utilizan el poder natural de la mente y la visualización para reforzar, a través de la energía, el crecimiento y maduración del feto, y luego del bebé.

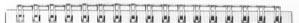

En la China, las mujeres se transmiten de madres a hijas ejercicios que les permiten participar en el desarrollo del bebé. Todas las mañanas, desde el inicio del embarazo hasta el parto, se practican ciertos movimientos, que incluso se prosiguen después a fin de facilitar la recuperación. En Francia los enseñan algunas asociaciones de Qi Gong (véanse direcciones, p. 141).

Ejercicio:

"Qi Gong de las mujeres embarazadas"

■ **Preparación:** *de pie, con los pies en paralelo, separados a la distancia de los hombros. La mano derecha sobre el pubis, y la izquierda por encima.*

■ **Inspirar:** *las manos ascienden por ambos costados y se reúnen por encima del vientre.*

■ **Espirar:** *las manos superpuestas masajean la línea media de la pelvis hasta el pubis.*

■ *Cambiar el sentido.*

■ **Inspirar:** *las manos superpuestas masajean suavemente la línea media de la pelvis hacia arriba.*

■ **Espirar:** *las manos se separan y masajean los costados hasta el pubis.*

■ *18 veces en un sentido y 18 en el otro. No apriete demasiado con las manos, se trata de un masaje.*

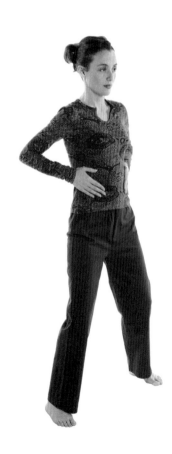
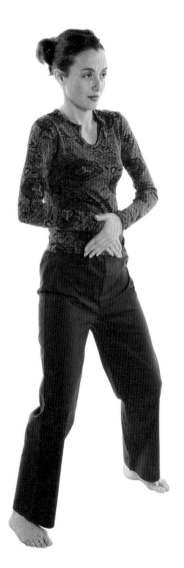

ESPASMOFILIA

Según la medicina china, estas molestias, que se caracterizan por hormigueos y espasmos musculares que pueden llegar a crisis de tetania, se deben a una alteración de la energía del hígado, un órgano muy sensible a emociones como la ansiedad, las angustias y el estrés. Se dice que el hígado controla los músculos y que sirve de tapón para las emociones que, al repercutir sobre él, pueden dar paso a somatizaciones.

Las respuestas del Qi Gong:

Para descargar rápidamente las tensiones y el estrés se puede practicar "El tigre". Se trata de un ejercicio ideal para desahogarse cuando nos sentimos bajo presión. En general, los movimientos lentos del Qi Gong, las posturas sentadas, la meditación y las visualizaciones contribuyen a que el estrés no haga presa en nosotros. En esos casos resulta especialmente beneficioso "El águila despliega sus alas" (p. 62).

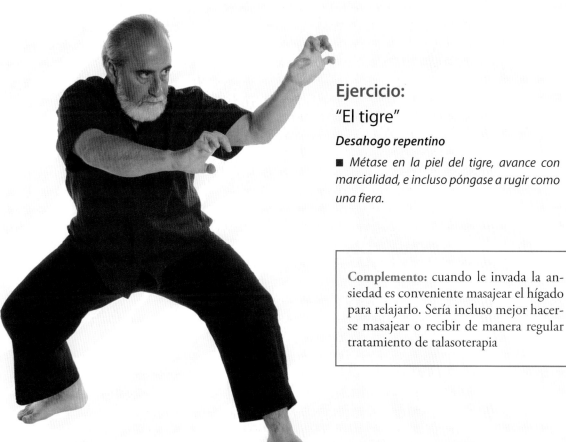

Ejercicio:
"El tigre"

Desahogo repentino

■ *Métase en la piel del tigre, avance con marcialidad, e incluso póngase a rugir como una fiera.*

Complemento: cuando le invada la ansiedad es conveniente masajear el hígado para relajarlo. Sería incluso mejor hacerse masajear o recibir de manera regular tratamiento de talasoterapia

5 elementos, 5 animales

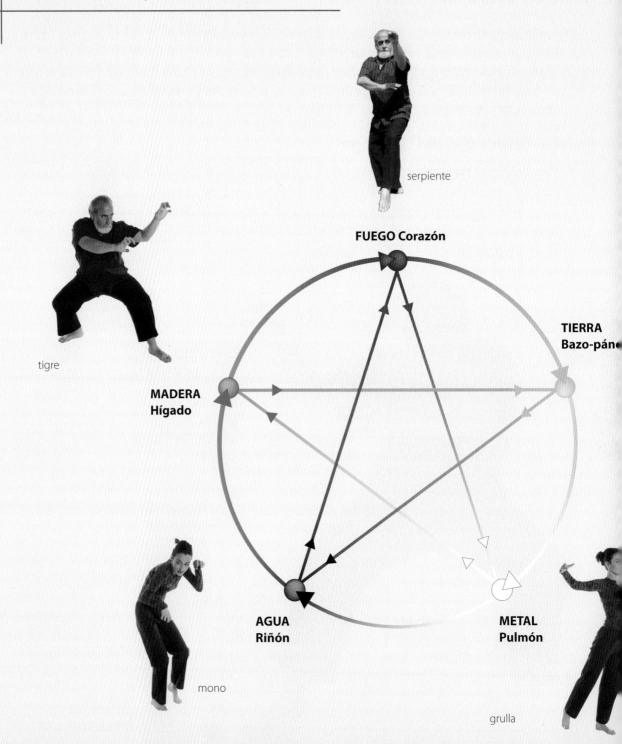

serpiente

FUEGO Corazón

TIERRA
Bazo-pán

tigre

MADERA
Hígado

AGUA
Riñón

METAL
Pulmón

mono

grulla

ELEMENTO	ESTACIÓN	ÓRGANO	VÍSCERA	SENTIDOS	TEJIDO	EMOCIÓN	ANIMAL
MADERA	PRIMAVERA	HÍGADO	VESÍCULA BILIAR	VISTA	MÚSCULOS	CÓLERA	TIGRE
FUEGO	VERANO	CORAZÓN	INTESTINO DELGADO	GUSTO	VASOS SANGUÍNEOS	ALEGRÍA	SERPIENTE
TIERRA	FIN DEL VERANO	BAZO-PÁNCREAS	ESTÓMAGO	TACTO	CARNE	REFLEXIÓN-DUDA	OSO
METAL	OTOÑO	PULMÓN	INTESTINO GRUESO	OLFATO	PIEL	TRISTEZA	GRULLA
AGUA	INVIERNO	RIÑÓN	VEJIGA	OÍDO	HUESO	MIEDO	MONO

La ley de los 5 elementos

Se dice que la MADERA precede al FUEGO, que el fuego precede a la TIERRA. Así pues, el hígado es la madre del corazón, y éste la del bazo... Pero el hígado también puede dominar al bazo, y éste puede dominar al riñón (comprobar la estrella del esquema anterior), etc.

Estas leyes son fundamentales para comprender el funcionamiento de la acupuntura.

OSO

Entre los numerosos movimientos del Qi Gong están los de los 5 animales, cada uno de los cuales corresponde a un elemento (MADERA, FUEGO, TIERRA, METAL, AGUA), a un órgano (hígado, corazón, bazo, pulmón, riñón), una víscera, una estación, un sentido, un tejido y una emoción. Así pues puede practicarse la postura de un animal en particular para trabajar de manera más específica la energía de un órgano debilitado.

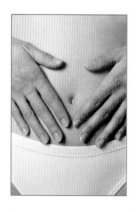

ESTREÑIMIENTO

Esta molestia poco importante suele sobrevenir tras un exceso nervioso, una falta de ejercicio físico, una debilidad de la cintura abdominal, una alimentación a base de productos refinados, pobre en verduras y frutas, y puede agravarse como consecuencia de una insuficiencia energética en los meridianos del intestino grueso y de los riñones.

Las respuestas del Qi Gong:

Como toda disciplina física, el Qi Gong tonifica los músculos abdominales y el diafragma, lo que estimula y facilita la función intestinal. Algunos ejercicios, como "Los 8 brocados de seda" (pp. 50-53) así como "Abrazar al árbol" (p. 95), tienen un efecto limpiador. Basta practicarlos 5 minutos al día para recuperar con prontitud un tránsito normal y evitar la hinchazón incómoda. Para obtener más eficacia se recomienda asociar el masaje chino del vientre.

Ejercicio:
"Masaje chino del vientre"

■ *PREPARACIÓN: de pie o sentado, con los pies paralelos entre sí, separados a la distancia de los hombros. La mano derecha sobre el Dan Tian (bajo el ombligo), y la mano derecha por arriba para las mujeres (para los hombres al contrario).*

■ *Masajee efectuando entre 50 y 100 grandes círculos en el sentido peristáltico (ascender por la derecha y descender por la izquierda), apretando bien el vientre.*

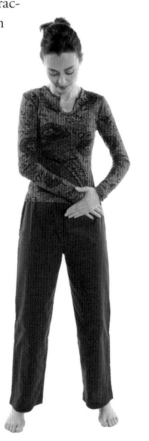
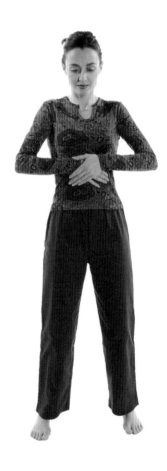

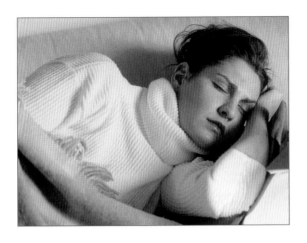

FATIGA

La fatiga es un mal de los más banales. No obstante, no es conveniente subestimar este estado, ya que puede ocultar una depresión o una enfermedad que sólo una visita y unos análisis médicos podrán descubrir.

Por lo general, la fatiga no suele revestir gravedad y aparece en circunstancias particulares, como a raíz de una infección reciente, del exceso de trabajo, del estrés, del sedentarismo o de una mala alimentación (demasiados productos refinados, ricos en aditivos...). La contaminación del aire, los teléfonos móviles, las antenas repetidoras, el ordenador y el ruido permanente también pueden ser la causa, pues, al agredir al organismo, acaban por agotarle. Otro responsable: los cambios de horario (verano-invierno), los desfases horarios, que perturban nuestros ritmos biológicos.

En la tradición china, la fatiga es siempre debida a una falta de Qi, sea por un descenso de la vitalidad y de Jing, o por un descenso de la energía en uno de los cinco órganos (riñones, hígado, corazón, pulmones, bazo).

Las respuestas del Qi Gong:

En general, la práctica regular del Qi Gong permite estar menos cansado, pues todos los ejercicios estimulan la energía vital. Para actuar con más profundidad puede ser conveniente elegir un ejercicio que actúe sobre un órgano concreto debilitado durante ciertas estaciones. Así, si la fatiga aparece en primavera, conviene practicar un ejercicio que regule la energía del hígado, mientras que si es en otoño, lo más apropiado sería un ejercicio que estimule la energía del pulmón.

*A fin de recuperar rápidamente el tono, practique ejercicios de Qi Gong específicos que capten las energías de la naturaleza. A través de ellos se nutrirá del sol, del agua viva de un torrente o simplemente de un árbol (véase el capítulo "El Qi Gong es un arte de vivir", p. 123). Sepa que su fatiga pudiera deberse a que el cuerpo esté desincronizado respecto al tiempo que hace y a la estación. En ese caso es conveniente practicar los ejercicios según las estaciones (véase el capítulo "**Puesta a punto**").*

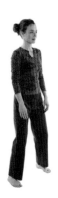

Ejercicio:

3 minutos contra el cansancio repentino
"Respiración cósmica"

■ **Preparación**: *brazos descansando a lo largo de los costados, pies paralelos, separados a la distancia de los hombros. Permanezca flexible y suspendido sobre las rodillas, que deberán acompañar los movimientos de los brazos.*

■ **Inspirar**: *suba las manos hacia el pecho, con las palmas boca arriba, captando la energía de la tierra y haciendo que penetre en el pecho.*

■ **Espirar**: *empuje las manos hacia delante, con las palmas mirando hacia delante a fin de desechar la energía ya utilizada por el cuerpo.*

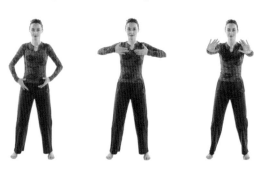

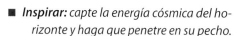

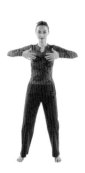

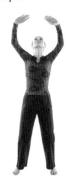

■ **Inspirar**: *capte la energía cósmica del horizonte y haga que penetre en su pecho.*

■ **Espirar**: *empuje las manos hacia lo alto mirando al cielo para rechazar la energía ya utilizada por el cuerpo, hacia el infinito.*

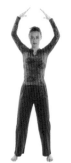

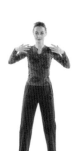

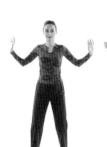

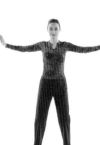

■ **Inspirar**: *baje los brazos por los costados, con las palmas de las manos mirando a la cabeza, y hasta el pecho, captando la energía pura del cielo y haciendo que penetre en el cuerpo por la coronilla, girando las palmas de las manos hacia la cabeza.*

■ **Espirar**: *empuje las manos hacia los costados a la altura de los hombros y aleje la energía viciada hacia los lados, hacia el infinito.*

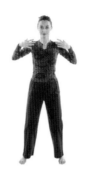 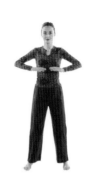

■ *Inspirar: capte la energía pura de cada lado del infinito.*

■ *Espirar: haga descender toda la energía usada por el cuerpo y, a través de la planta de los pies, déjela hundirse profundamente en la tierra.*

■ *RECOMENDACIÓN: repita todas las veces que quiera, con un mínimo de 3. No tenga prisa, respire lentamente. Puede permanecer con los ojos cerrados para sentir más.*

■ *EFECTOS: este ejercicio es como una ducha de energía proveniente de la naturaleza y del cosmos. Refresca rápidamente y procura una sensación de limpieza, de purificación que elimina todo rastro de fatiga... ¡Como por arte de magia!*

■ *IMPORTANTE: una vez que haya memorizado los ejercicios, sienta que, al inspirar, la energía de la tierra penetra en el cuerpo por la planta de los pies y que, al espirar, expulsa las energías negativas que sobrecargan y fatigan su organismo. Como la inspiración proviene del infinito y del cielo, sienta una energía más sutil que le restaura al nivel más profundo de su ser.*

FRAGILIDAD RESPIRATORIA

A veces, los resfriados repetidos, las bronquitis crónicas, las otitis recidivantes y el asma indican una fragilidad constitucional transmitida por los padres, que suelen resfriarse. Estas dolencias se agravan o desencadenan por factores externos, sobre todo a causa de la contaminación o las alergias.

En la tradición china, el aparato respiratorio está vinculado con el Qi de los pulmones, relacionado con una energía constitucional llamada Zong Qi, que reside en el pecho y que determina nuestra resistencia inmunitaria.

Las respuestas del Qi Gong:

Movilizar y aumentar la resistencia muscular de la caja torácica, del esternón, de los omóplatos, de las clavículas, de los brazos, y sobre todo de los hombros, a fin de reforzar la energía de los pulmones.

Ejercicio:
"El paso de la grulla"

Para pasar el invierno sin resfriados

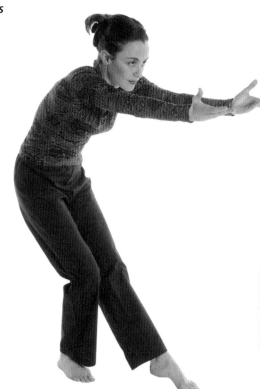

■ **Preparación:** *tenga en cuenta el espacio necesario pues deberá desplazarse. Puede practicar en casa, en un parque, pero también al aire libre cerca del mar o en el bosque (¡mejor que mejor!). De pie, con los pies juntos, los brazos tendidos hacia delante en línea horizontal, con los pulgares tocándose. Mire hacia delante.*

■ **Inspirar:** *separe los brazos a la vez que levanta la pierna izquierda flexionada, con el pie apuntando hacia el suelo; la cabeza se hunde entre los hombros. Mire siempre hacia delante.*

■ **Espirar:** *eche la punta del pie hacia delante, una los brazos hacia delante, girando las palmas de las manos hacia el cielo.*

■ **Inspirar:** *avance sobre la pierna adelantada propulsándose lentamente gracias al pie trasero, hinche el torso y separe los brazos mientras las palmas de las manos giran hacia abajo. Mire siempre hacia delante.*

■ **Espirar:** *acerque el pie derecho, levántelo de la misma manera que antes con el pie izquierdo y continúe el paso.*

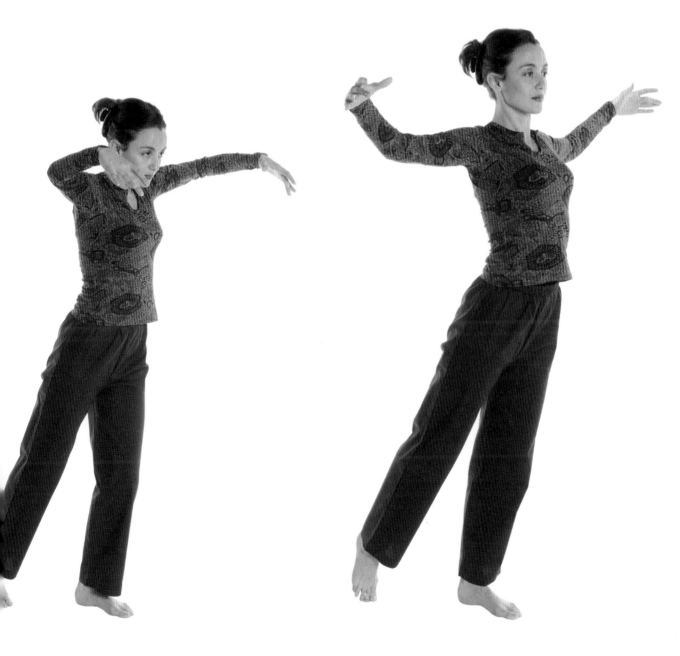

HIPERTENSIÓN ARTERIAL

"14/9" son los límites superior e inferior de la tensión arterial que se consideran normales. Más allá de esos límites, la hipertensión es peligrosa para la salud y puede suponer complicaciones vasculares y cardíacas. Esta patología es muy frecuente, y a veces sobreviene en un terreno predispuesto y favorecido por una alimentación demasiado rica en grasas, en sal,* el sedentarismo, el estrés y el envejecimiento de las arterias (arteriosclerosis).

En la energética china, la hipertensión arterial está relacionada con un exceso de energía Yang que asciende a la parte superior del cuerpo. Puede tratarse de un exceso de Yang del hígado, del corazón, del estómago, del bazo o de los riñones. Algunos síntomas particulares, el examen de la lengua y el pulso, permiten a los acupuntores definir su origen y realizar la elección de los puntos de acupuntura, así como recetar medicamentos chinos, especialmente eficaces en el tratamiento de esta enfermedad.

* Leer *Régime sans sel*, Estelle Lefèvre, ed. Hachette.

> *La* fitoterapia y la dietética son complementos terapéuticos que permiten recuperar una tensión arterial normal y potenciar la acción de los medicamentos.

Las respuestas del Qi Gong:

El ejercicio "El ave fénix despliega sus alas" descrito para el insomnio, y "Abrazar al árbol" (como más arriba) son los que hacen descender la energía hacia la parte baja del cuerpo para que esté mejor repartida. También ayudan a regular el estrés y de ese modo limitar sus consecuencias sobre el organismo.

Ejercicio:

"Liang Yi alimenta la energía Yin"

Para sentirse más ligero y regular la tensión arterial

■ *Preparación: separar el pie izquierdo a la distancia de los hombros, con ambos pies en paralelo.*

■ *Flexionar las piernas (las rótulas no superan la punta de los pies) a la vez que el eje corporal se mantiene vertical.*

■ *Levantar los antebrazos hasta que estén paralelos al suelo, cada brazo a 45° con respecto al eje de la mirada, con las muñecas más separadas que los codos.*

■ *Inspirar: por la nariz; la punta de la lengua toca el paladar.*

■ *Espirar: por la boca, produciendo un sonido con el aire; la punta de la lengua toca el suelo de la boca.*

■ *RECOMENDACIÓN: mantener esta postura entre 5 y 10 minutos. Puede contar las respiraciones.*

■ *CONCENTRACIÓN: cada vez que espire, concéntrese en la planta de los pies e invite mentalmente a la energía Yin excesiva a descender y adentrarse en las profundidades de la tierra.*

INMUNIDAD

Si es alérgico a cosas nimias como el pelo de gato, los pólenes o los ácaros, o si atrapa cualquier cosa, bronquitis recidivantes o resfriados, su sistema inmunitario está mostrando que padece cierta debilidad. Otras enfermedades más graves manifiestan un déficit inmunitario, como en el caso de los cánceres, de las enfermedades autoinmunes (algunos hipotiroidismos, lupus, poliartritis reumatoide), enfermedades degenerativas (esclerosis múltiple) o enfermedades infecciosas que disminuyen la inmunidad (sida, enfermedad de Epstein-Barr, citomegalovirus), síndrome de fatiga crónica, fibromialgia.

Aunque cierto número de estos trastornos comportan una parte hereditaria, se manifiestan con más facilidad si a eso se añaden algunos factores que perturban el buen funcionamiento del sistema de defensa. Éstos son los principales responsables: una alimentación desequilibrada o demasiado refinada, los conservantes, los colorantes, los aditivos, la contaminación atmosférica, los rayos X, las perturbaciones eléctricas y electromagnéticas, y algunos medicamentos, sobre todo los antibióticos.

También se sabe que existe un vínculo entre el cerebro, las emociones y la inmunidad... una teoría demostrada científicamente y denominada psiconeuroinmunología. Existe la certeza de que cuanto más sosiego, más aumenta la inmunidad.

Las respuestas del Qi Gong:

"El árbol" (p. 95), "El soplido del viento" (p. 55), y sobre todo "Los 8 brocados de seda" son los ejercicios que afectan de manera favorable a nuestra capacidad de defensa frente a agresiones externas (microbios, contaminación...). Al estimular la energía vital permiten optimizar la actividad de los diversos órganos que participan en la inmunidad, como las glándulas suprarrenales y el cortisol, los linfocitos, el timo, el bazo y los ganglios linfáticos. Por otra parte, al ayudarnos a controlar el estrés actúan sobre los factores psicológicos vinculados con nuestra disminución de defensas.

Ejercicio:
"Los 8 brocados de seda"
(Descripción, pp. 50-53)

Los 8 brocados de seda

Flexibilizan el cuerpo y las articulaciones, tonifican la energía de los 5 órganos y estimulan la circulación del Qi en los meridianos. Estos ejercicios son estudiados en profundidad en un libro y un vídeo especial: "A la découverte du Qi Gong", Yves Réquéna, ed. Trédaniel.

Los 8 brocados de seda 1/2

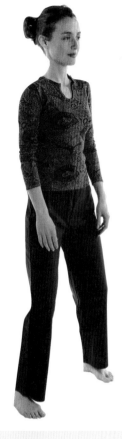

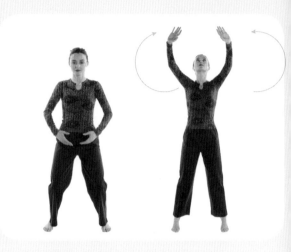

■ *1er movimiento:*
Sostener el cielo con las manos
regula los 3 focos centrales.

■ *Posición de inicio*

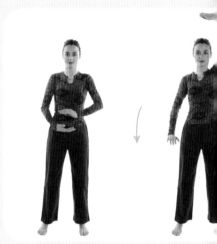

■ *3er movimiento:*
Separar la tierra y el cielo regula
el bazo y el estómago.

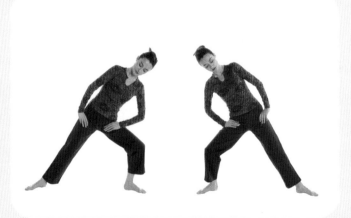

■ *4º movimiento:*
Sacudir la cabeza
y balancear las nalgas elimina
el fuego del corazón.

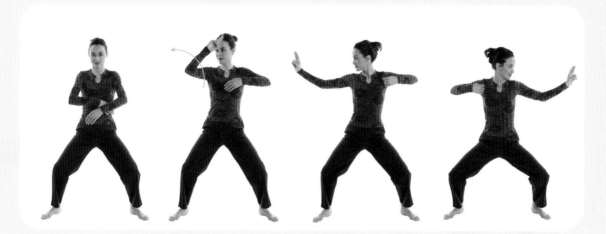

■ *2º movimiento:*
El arquero refuerza la cintura y los riñones.

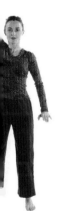

■ *5º movimiento:*
Mirar hacia atrás para ver alejarse
las 5 enfermedades y las 7 debilidades.

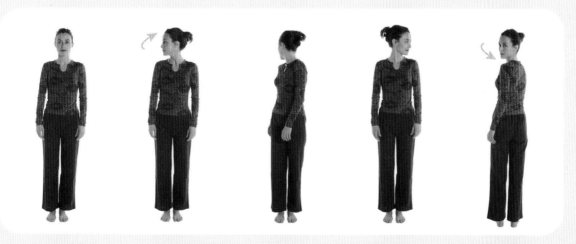

Los 8 brocados de seda 2/2

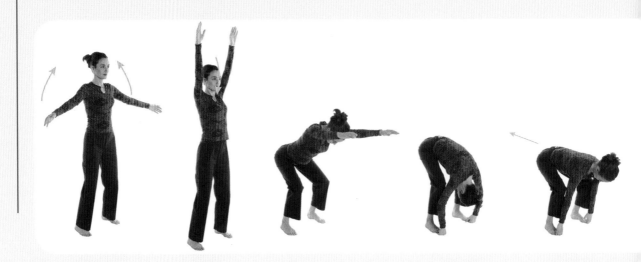

■ *6º movimiento:*
Cogerse los dedos de los pies
con las manos refuerza
la cintura y los riñones.

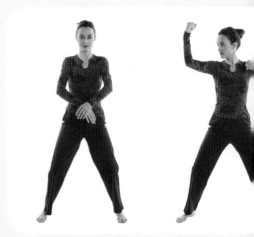

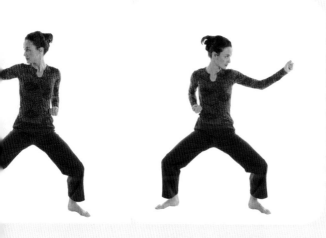

■ *7º movimiento:*
El juego de puños
con ojos brillantes fortalece
la energía de los músculos.

■ *8º movimiento:*
Elevar los talones
cura las 100 enfermedades.

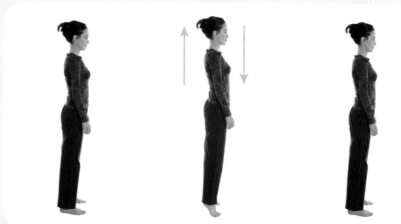

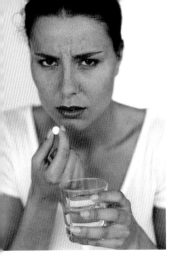

INSOMNIO

La ansiedad, el estrés, el agotamiento, las angustias y la depresión pueden ser responsables de los trastornos del sueño. En la medicina clásica se prescriben somníferos. Un médico chino no tratará del mismo modo un insomnio que ocurra al acostarse que uno en mitad de la noche o al amanecer.

El insomnio al acostarse:

Agitado por una jornada que acaba de finalizar y ya pensando en mañana, todavía le cuesta un par de horas conciliar el sueño. Este tipo de insomnio, frecuente entre las personas de temperamento Yang, está vinculado a un exceso de energía que tiende a ascender hacia la parte superior del cuerpo y la cabeza. Este mecanismo también lo comparten la hipertensión arterial, los zumbidos de oídos y la migraña.

Las respuestas del Qi Gong:

Un ejercicio que hace descender el Yang en la parte baja del cuerpo a fin de liberar el cerebro de preocupaciones a menudo inútiles.

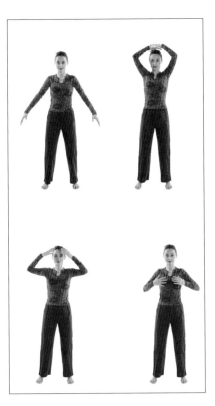

Ejercicio:
"El ave fénix despliega sus alas"

Para dormirse antes

■ *Separar los pies a la distancia de los hombros, inspirar subiendo los brazos a cada lado del cuerpo y llevar las palmas de las manos una encima de la otra justo por encima de la cabeza. Durante esta inspiración lenta, dirigir la concentración a la punta del dedo meñique, luego del anular, el dedo corazón, el índice, y finalmente a la palma de las manos.*

■ *Realizar 3 círculos como para captar el exceso de energía acumulada en la cabeza y luego bajar de nuevo las palmas de las manos a lo largo del tórax hasta soltar los brazos por completo.*

■ *Repetir de 10 a 15 veces hasta tener la sensación de sentir la cabeza vacía y necesidad de adormilarse. Practicarlo al acostarse, o a lo largo de la jornada en momentos de gran estrés o agotamiento.*

■ *Importante: imagine que las palmas de las manos situadas por encima de la cabeza conforman un "cojín magnético" que capta el exceso de Yang, para a continuación arrastrarlo hacia la parte inferior del cuerpo y hundirlo en las profundidades de la tierra a través de la planta de los pies.*

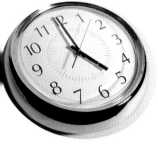

El insomnio del amanecer:

Despertarse en mitad de la noche, a las dos o las tres, o bien a las cinco de la madrugada, afecta sobre todo a personas demasiado Yin que sufren una debilidad del Qi (un vacío de energía). Este tipo de insomnio puede ir acompañado de depresión, de falta de ánimos y de un descenso de la libido.

Las respuestas del Qi Gong:

Un ejercicio respiratorio que regule las funciones cerebrales y del humor, y que produce de inmediato la calma necesaria para un buen sueño. También es muy beneficioso para calmar las crisis de angustia y aliviar en momentos de profunda depresión.

Ejercicio:

"El soplido del viento"

■ **Preparación**: adopte una postura sentada, con los ojos cerrados.

■ Inspirar por la nariz colocando la punta de la lengua sobre el paladar, contra la cara interna de los dientes superiores. Imagine que mira hacia lo lejos, a lo alto (con los ojos cerrados), siguiendo una trayectoria que conforma un ángulo de 30° respecto a la horizontal.

■ Espirar por la boca efectuando un ligero ruido al pasar el aire. La mirada baja, conformando un ángulo de 30° respecto a la horizontal, la lengua desciende para descansar en la raíz de los dientes inferiores.

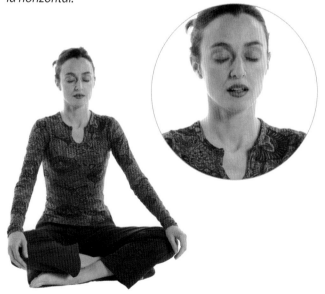

LOS monjes taoístas utilizan esta respiración para despertar el "tercer ojo", es decir, los centros superiores situados en el cerebro a fin de desarrollar al máximo sus capacidades espirituales y psíquicas. A nosotros, esta respiración nos ayuda a tomar distancia frente a los acontecimientos de la vida para poder abordarlos con más serenidad.

LIBIDO

La falta de deseo, la ausencia de placer (o frigidez) y la impotencia pueden deberse a factores externos como el agotamiento o el estrés, que no nos permiten estar disponibles. En efecto, es preciso disponer de tiempo para dejar manifestarse el deseo y abrirse al placer. Factores interiores, como los cambios hormonales y el estado psicológico, desempeñan también un papel en la cuestión. Así pues, para acceder al deseo son necesarias la disponibilidad, la distensión y una buena complicidad.

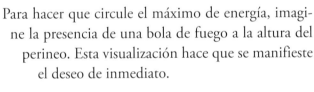

Las respuestas del Qi Gong:

Como estimula de forma vigorosa la energía vital, el ejercicio de "Los 8 brocados de seda" (véanse pp. 50-53) despierta la libido, aumenta el deseo y alienta su renovación. Es una solución eficaz para las personas agotadas y fatigadas que padecen "apagones" de deseo. También son beneficiosos todos los ejercicios de contracción de los músculos del perineo, así como los que movilizan la pelvis.

Para hacer que circule el máximo de energía, imagine la presencia de una bola de fuego a la altura del perineo. Esta visualización hace que se manifieste el deseo de inmediato.

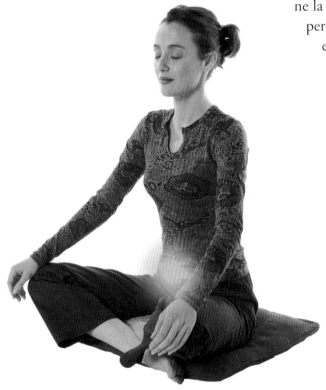

Ejercicios:

Para avivar el deseo

1) "La bola de fuego"

■ *Adopte una postura cómoda al borde de una silla o sobre un cojín.*

■ *Cierre los ojos y dirija su conciencia al Dan Tian (bajo vientre).*

■ *Respire sobre todo a partir del bajo vientre e imagine que es una pelota que se hincha y deshincha al respirar, y que en su centro se halla una bola de energía inmóvil.*

■ *Bajo el efecto de la respiración esta bola entra en actividad: se torna cálida y enrojece.*

■ *Aumente el calor de manera progresiva durante algunos minutos, luego deténgase y deje que esta energía se diluya de manera armónica y suave en el bajo vientre para reforzar la energía vital.*

■ *Una variación: comparta el tiempo de práctica en pareja. Tras crear calor en el Dan Tian, desplace la bola de energía en el perineo para dejar que se pose en su base. Sienta entonces que el calor invade de manera agradable la región inferior y más íntima del bajo vientre.*

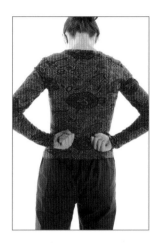

2) "Masaje del Ming Men"

■ *Coloque los puños cerrados sobre la región de los riñones (en las lumbares, a la altura del ombligo, en la zona del Ming Men), y realice un masaje circular girando los puños de manera concéntrica, primero en un sentido y luego en el otro.*

■ *RECOMENDACIONES: efectúe al menos 50 círculos e incluso hasta 100. Deberá sentir que la región se va calentando y llenándose de energía.*

3) "Masaje del Dan Tian"

■ *Ponga las manos abiertas sobre el bajo vientre y masajee alternativamente con una y otra mano.*

■ *RECOMENDACIONES: efectuar al menos 50 movimientos e incluso hasta 100. Debe sentir que la zona se calienta y activa.*

■ *EFECTOS: estos dos masajes estimulan la actividad de las glándulas suprarrenales y genitales, así como la producción de hormonas sexuales al activar la circulación sanguínea en los riñones y la esfera genital.*

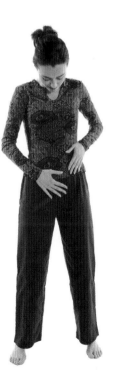 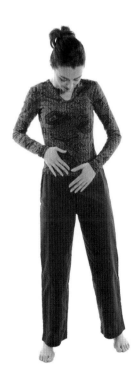

Complemento: también puede practicar "Abrazar al árbol" (p. 95).

Dos puntos vitales

DAN TIAN es la región del bajo vientre situada por debajo del ombligo. Los chinos llaman a esta zona "el campo donde se cultiva el elixir de la longevidad", pues si uno se concentra en esta zona y se practican ejercicios y respiraciones, se puede aumentar la cantidad de energía vital y hacerla circular por todo el cuerpo. Aumentar esta energía vital permite acentuar sus prestaciones físicas. Esta zona también se llama *hara* en japonés, el lugar donde se concentra toda la fuerza del combatiente. En efecto, si el *hara*, o Dan Tian, es fuerte, es más difícil, e incluso imposible, que nos desestabilice un adversario. También es igualmente posible obtener los mejores resultados deportivos, y contar con una energía lo bastante potente como para curar a los demás sin absorber su energía negativa.

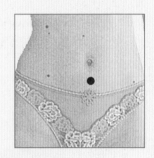

MING MEN es la zona del cuerpo que los chinos denominan "la puerta de la vida", "puerta del destino" o "puerta de la luz". Está situada en la depresión de los riñones, entre la 2ª y la 3ª vértebra lumbar, en línea con el ombligo. El Ming Men es el lugar donde se concentra y almacena la energía vital Jing, la esencia, la fuerza vital y sexual. Para que los ejercicios de Qi Gong sean eficaces hay que esforzarse siempre en mantener el Ming Men abierto, arqueando lo menos posible la región lumbar.

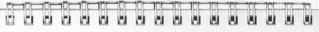

丹田 *Dan Tian: expresión que consta de dos caracteres en la que el primero evoca el cinabrio alquímico, símbolo de mutaciones y del resurgimiento; el segundo es el símbolo de los campos cultivados, que sugiere la consistencia abierta y cordial en cuyo seno –en cada uno de nosotros, en el centro energético de nosotros mismos–, puede tener lugar la mutación vital.*

命門 *Ming Men: expresión que consta de dos caracteres en la que el primero significa "sino", "mandato (del cielo)", "destino"; y el segundo, "puerta". Es el "mandato de vida" que ostenta cada uno de nosotros, que nos ha sido confiado por todo (todos) lo que nos ha precedido. Este don se encarna en nosotros a través de esta puerta que habría que imaginar como una esclusa.*

C.J.

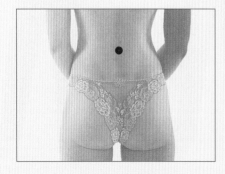

LUMBALGIAS

Los dolores en la zona lumbar suelen deberse al sedentarismo o a posturas sentadas o de pie prolongadas, que ponen en tensión los músculos de esta región, o incluso a sacudidas repetidas, como las que sufren los camioneros o los agricultores con los tractores. A veces los causa una malformación local que debilita los discos intervertebrales.

Las lumbalgias también tienen un origen psicológico. Así, la aparición súbita de un lumbago suele acontecer a continuación de una sacudida emocional, de una contrariedad o de un temor. En cuanto a las lumbalgias crónicas, están relacionadas con un exceso de preocupaciones y responsabilidades.

Los médicos chinos consideran que las lumbalgias provienen de una debilidad del Qi de los riñones y de las suprarrenales (glándulas que secretan la adrenalina y el cortisol, dos hormonas antiestrés).

Las respuestas del Qi Gong:

La posición de "El árbol" (véase p. 95) y sobre todo "El arquero": dos ejercicios que refuerzan los músculos y los ligamentos que soportan las vértebras lumbares. La concentración mental en esta región también permite aumentar la energía de los riñones. Su práctica regular previene lumbagos agudos y alivia dolores crónicos. También es conveniente practicarlos durante la segunda parte del ciclo menstrual para evitar los dolores lumbares que padecen algunas mujeres. Así, y al mismo tiempo, reforzarán la cintura, los músculos de las nalgas, los muslos y las pantorrillas.

En la energética china, el Qi de los riñones corresponde a la energía vital, la energía Jing. Por ello, todos los ejercicios de Qi Gong que pretenden dinamizar el Qi de los riñones garantizan una vitalidad plena.

Ejercicio:

"El arquero"

Contra los dolores lumbares

■ De pie, con los brazos a lo largo del busto, los pies abiertos hacia el exterior y muy separados, flexionar lentamente las piernas manteniendo el busto derecho y la pelvis centrada.

■ Al inspirar, levantar los brazos cruzándolos delante del pecho (brazo derecho por encima del brazo izquierdo). A continuación, al espirar y mediante un movimiento fluido y lento, abrir el brazo izquierdo sobre el lado izquierdo, en horizontal, con el índice estirado y los otros cuatro dedos doblados.

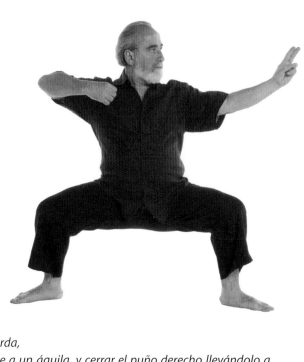

■ Al mismo tiempo, girar la cabeza hacia la izquierda, como si se apuntase a un águila, y cerrar el puño derecho llevándolo a la altura del hombro derecho, como si se tensase la cuerda de un arco. Se flexionan entonces las rodillas de manera que se encuentren por encima de la punta de los pies (no por delante). Durante todo este ejercicio es necesario concentrarse en la zona de los riñones para estimular la energía.

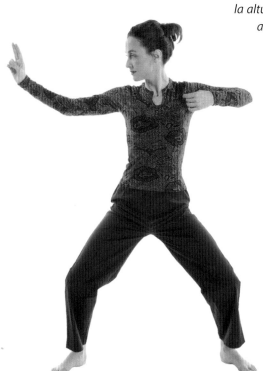

■ Para finalizar, regresar al centro cruzando los brazos y estirando las piernas, con las rodillas sueltas.

■ Repetir el ejercicio 9 veces de un lado y 9 del otro.

■ Lo ideal es repetir la serie de 2 a 3 veces al día en períodos de crisis, pero también para prevenir, por ejemplo durante la semana anterior a las reglas o cuando se tiene una sobrecarga de trabajo o preocupaciones.

■ Este ejercicio forma parte de "Los 8 brocados de seda", pero cada uno de éstos puede practicarse por separado; pp. 50-53).

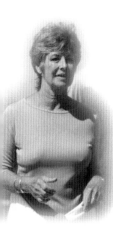

MENOPAUSIA

Este período de la vida genital caracterizado por la desaparición de las reglas se debe a un vacío de Yin y a un exceso de energía Yang. Puede acarrear síntomas molestos como agitación, ansiedad, sofocos e hipertensión.

Las respuestas del Qi Gong:

Ejercicios que restablezcan el equilibrio entre Yin y Yang y que fomenten la disminución de las pérdidas de sangre en cantidad y duración.

Ejercicio: "El masaje de la pelvis"

■ *Preparación: coloque las manos a cada costado de la cintura, sobre las últimas costillas (las flotantes).*

■ *Espirar: por la boca, produciendo un sonido natural, al tiempo que las manos descienden en diagonal hacia el pubis.*

■ *Inspirar: por la nariz, al tiempo que las manos ascienden hasta su posición inicial.*

■ *Repetir un mínimo de 18 veces.*

Los movimientos de la pelvis (p. 64), como el péndulo y las rotaciones, favorecen la descongestión del útero y los ovarios, mejoran la fluidez del Qi, así como la de la sangre en esa zona del cuerpo.

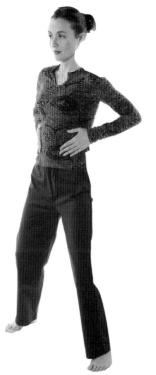
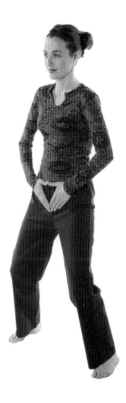

MIGRAÑAS

La sensación de tener la cabeza en un torno y los dolores agudos son consecuencia de un exceso de energía bien en el meridiano de la vesícula biliar o en el de la vejiga. Aunque las migrañas aparecen tras cambios alimentarios, el consumo de vino blanco o de chocolate también tiene contraindicaciones, pues se altera la energía del hígado. Lo mismo sucede cuando las reglas son dolorosas y presentan coágulos.

Las migrañas que hacen su aparición al despertarse, por falta de sueño o bajo una luz intensa, provienen más bien de un desequilibrio del meridiano de la vejiga.

Las respuestas del Qi Gong:

Los ejercicios de Qi Gong tienen por objeto eliminar los bloqueos de energía, así como de la sangre en ciertos lugares de los meridianos, origen de un exceso de "presión" en la cabeza.

Ejercicio:

"El águila despliega sus alas"

■ **Preparación**: *de pie, con los talones juntos y las puntas de los dedos algo separadas. Inspirar y espirar por la nariz.*

■ **Inspirar**: *con el pie derecho dar un paso hacia delante, 45°, y desplazar el peso del cuerpo sobre esta pierna a la vez que se levanta el brazo derecho hacia delante, con la palma de la mano mirando hacia el cielo. Después, continuar el giro del brazo poniéndolo vertical y traspasar el peso del cuerpo a ambas piernas. Concentrarse al principio sobre el dedo meñique de la mano derecha, y también al final, cuando el brazo está en línea vertical respecto al pulgar.*

■ **Espirar**: *continuar el giro con el brazo derecho hacia atrás (palma hacia la tierra), a la vez que se levanta el brazo izquierdo hacia delante (palma hacia el cielo; los brazos se hallan sobre el mismo eje y giran como las aspas de un molino), trasladando el peso corporal a la pierna izquierda y levantando la punta del pie derecho. Concentrarse en el Laogong derecho.*

■ *Repita varias veces el movimiento antes de cambiar de lado, haciendo pasar adelante el pie izquierdo.*

Laogong es el nombre de la zona central de la palma de las manos. Se trata de una zona muy sensible donde la energía fluye con facilidad. Desde ahí es desde donde se emite energía para curar o también donde puede sentirse la energía proveniente del exterior, tanto de la naturaleza como de otras personas. Puede utilizarse para reparar los bloqueos o las carencias de Qi en otras personas.

OSTEOPOROSIS

Si en China hay pocas mujeres que sufren de osteoporosis se debe en parte a sus hábitos alimentarios, y sobre todo al consumo regular de soja. Pero también es posible que se deba a que buen número de ellas practican cada día movimientos de Qi Gong, en especial aquellos que se sabe que previenen la aparición de la osteoporosis.

Las respuestas del Qi Gong:

Todos los ejercicios participan en la prevención de la osteoporosis, pero los que utilizan la energía de la naturaleza son especialmente beneficiosos. En particular los de "El árbol" que, al fortalecer la energía vital, refuerzan la médula ósea y los huesos.

Ejercicio:

"La respiración por un dedo o una articulación"

■ *Preparación: sentada al borde de una silla, con la palma de una mano descansando sobre una rodilla, y la otra levantada por delante, con el índice apuntando hacia el cielo. Concentrarse en las tres falanges del índice.*

■ *Inspirar: y pensar en el Qi puro de la naturaleza que atraviesa y penetra la piel hasta el hueso para llenar la depresión de las tres falanges, donde se halla la médula.*

■ *Espirar y dejar salir el aire utilizado por la piel, pero hay que visualizar que se guarda el Qi en la cavidad medular.*

■ *Continuar durante dos o tres minutos.*

■ *EFECTOS: mediante la visualización se modifica la microcirculación ósea. A fin de percibir lo sucedido, realice la siguiente prueba: yuxtaponga el dedo índice con el que acaba de trabajar con el de la mano que reposaba sobre la rodilla y compare las sensaciones...*

■ *OBSERVACIÓN: utilice este proceso para acelerar el fortalecimiento de una fractura o para tratarse de una algoneurodistrofia, de un reumatismo articular (hombro, rodilla, cadera, etc.). Para obtener un efecto más general contra la osteoporosis practique regularmente la respiración a través de los huesos (véase p. 97). Este ejercicio es eficaz y aumenta su acción asociado a los ejercicios deportivos y a la práctica del Qi Gong. Además presenta la ventaja de que puede practicarse en la cama.*

Complemento: practique la postura "Abrazar al árbol" (p. 95) 10 minutos al día

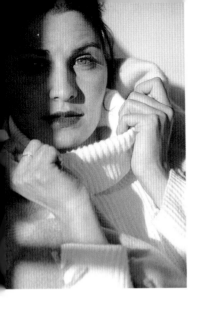

SÍNDROME PREMENSTRUAL

Reglas dolorosas, coágulos de sangre, calambres uterinos, senos hinchados y sensibles, aumento de peso, retención de líquidos, celulitis, migrañas, ansiedad e irritabilidad son también síntomas que demuestran un Qi del hígado trabado.

Las respuestas del Qi Gong:

Relajar el hígado a fin de armonizar la circulación de energía y de la sangre. Véanse los ejercicios "El águila despliega sus alas" (p. 62) y "El sonido *Xu*" (p. 27). Para "desanudar" el bajo vientre es conveniente practicar los movimientos y masajes de la pelvis a fin de recuperar el equilibrio hormonal, y masajear los senos (lo ideal sería comenzar desde la pubertad).

Ejercicios:

"Movimientos y masajes de la pelvis"

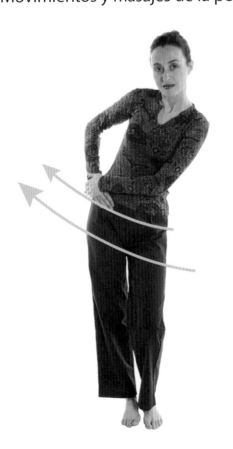
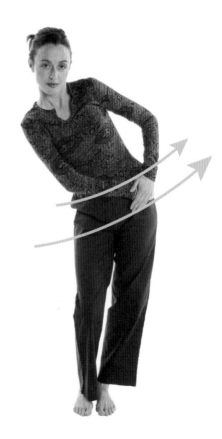

"Masaje de senos"

■ *Preparación*: colocar las manos sobre los senos, con el centro de las manos sobre los pezones y el dedo corazón sobre el punto entre los senos.

■ *Inspirar*: las manos ascienden por el interior.

■ *Espirar*: las manos descienden por el exterior.

■ *Inspirar*: 18 veces en un sentido y 18 en el otro.

Movilice los hombros y permita que la columna vertebral siga de manera espontánea el movimiento ocasionado por el masaje.

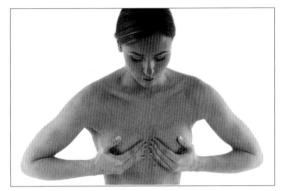

El masaje de senos
resulta beneficioso a lo largo de la vida
genital y debería empezar a practicarse a
partir de las primeras reglas para regular los
ciclos menstruales y prevenir los dolores.
Más adelante sirve para tonificar el pecho tras la
lactancia y después de los primeros síntomas de
relajación cutánea o envejecimiento de los tejidos.
Durante la menopausia ayuda a adaptarse a los
trastornos específicos debidos a la disminución de
secreciones hormonales y contribuye
–según los expertos chinos del Tao– a mantener
las secreciones vaginales indispensables para
realizar el acto sexual con comodidad.

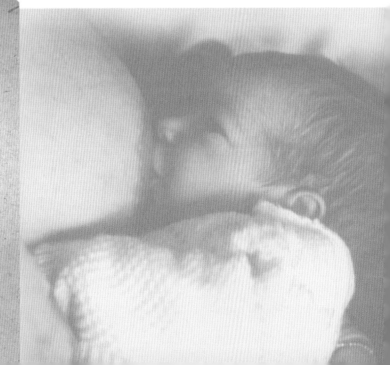

TRASTORNOS HORMONALES

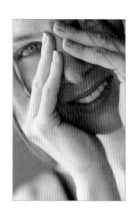

Según la concepción china, las glándulas endocrinas (tiroides, suprarrenales, páncreas, hipófisis) son unas "entrañas aparte", diferentes del resto de órganos y vísceras, que dependen de un circuito de energía especial. Se hallan atravesadas por los meridianos "aparte" o "curiosos" y alimentadas por esta energía vital, la energía "Jing". Resulta pues comprensible que un bloqueo al nivel de estos meridianos, o una debilidad de la energía Jing, pueda perturbar las secreciones hormonales.

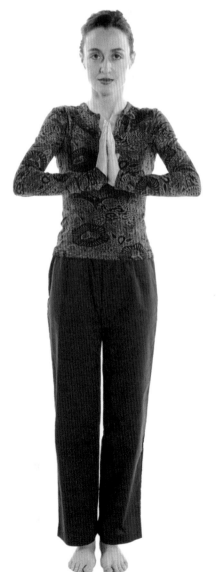

Las respuestas del Qi Gong:

Los ejercicios específicos tienen por objeto abrir los meridianos "curiosos" a fin de que la energía Jing (vital) pueda circular por todas las glándulas endocrinas. Su práctica usual permite regular las secreciones hormonales y en consecuencia mejorar, por ejemplo, los ciclos menstruales o regular el ciclo insulínico del páncreas (para el metabolismo de los azúcares), armonizar la eliminación de grasas, reactivar una tiroides perezosa e incluso disminuir los trastornos del humor o una depresión de origen hormonal.

Ejercicios:

"Los 6 círculos"

■ *PREPARACIÓN: de pie, con los pies juntos. Los brazos flexionados, las manos unidas a la altura del pecho. Las manos permanecerán unidas durante todo el ejercicio. Inspirar y espirar por la nariz.*

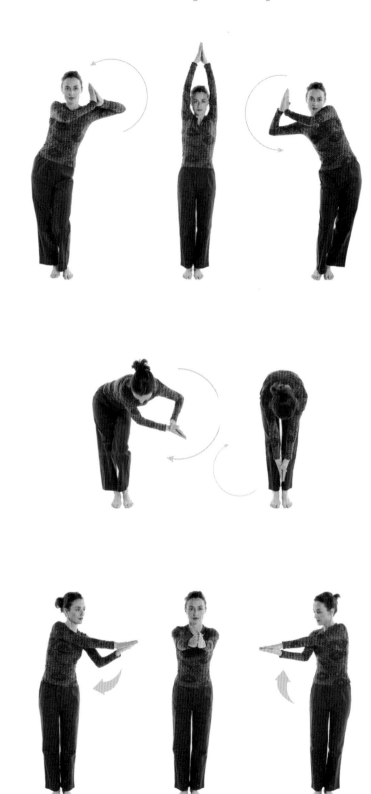

■ *PRIMER CÍRCULO:*
Inspirar: *flexionar la pierna izquierda, sacar la cadera derecha,
con las manos desplazándose
hacia la izquierda y ascendiendo hasta por encima de la cabeza, mientras las piernas se estiran.* **Espirar:** *flexionar la pierna
derecha, sacar la cadera izquierda, con las manos desplazándose a la derecha hasta llegar a la
posición de inicio (delante del pecho). Las piernas se estiran.*

■ *SEGUNDO CÍRCULO:*
Inspirar: *flexionar la pierna izquierda, sacar la cadera derecha,
con las manos desplazándose hacia la izquierda y descendien-
do con el busto hasta el suelo. Las
piernas se estiran.* **Espirar:** *flexionar la pierna derecha, sacar la cadera izquierda, con las manos ascendiendo hacia la derecha con
el busto hasta regresar a la posición inicial. Las piernas se estiran.
A continuación, las piernas perma-
necen estiradas hasta el 6º círculo.*

■ *TERCER CÍRCULO:*
Inspirar: *las manos parten hacia
la izquierda, y a continuación los
brazos se estiran hacia delante inclinando un poco el busto.* **Espirar:**
*los brazos continúan hacia la dere-
cha y se repliegan, regresando a la
posición inicial junto con el busto.*

■ *CUARTO CÍRCULO:*

Inspirar: *girar las manos a fin de colocar el dorso de la mano izquierda mirando al suelo, descansando encima de ésta la mano derecha. El busto gira sobre su eje hacia la izquierda y a continuación se estiran los brazos.* ***Espirar:*** *girar las manos a fin de colocar el dorso de la mano derecha mirando al suelo, descansando encima de ésta la mano izquierda. Los brazos se estiran hacia la derecha, el busto gira sobre su eje para regresar al centro y los brazos se repliegan hacia el busto.*

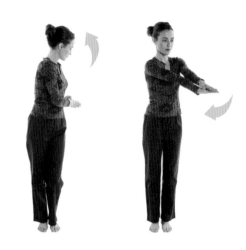

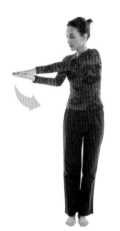

■ *QUINTO CÍRCULO:*

Inspirar: *mantener las manos tal y como están al final del 4º círculo (el dorso de la mano derecha mirando al suelo). El busto gira sobre su eje hacia la derecha y a continuación se alargan los brazos.* ***Espirar:*** *girar las manos a fin de colocar el dorso de la mano derecha mirando al suelo, con la mano derecha descansando encima.*

■ *SEXTO CÍRCULO:*

Inspirar: *girar las puntas de las manos hacia abajo para dirigir los dedos hacia el suelo. Inclinar el busto y alargar los brazos hacia el suelo, para después subir el busto manteniendo los brazos estirados, hasta por encima de la cabeza.* ***Espirar:*** *flexionar los brazos y bajarlos por delante del rostro y el pecho, hasta regresar a la posición inicial, con las manos juntas delante del pecho.*

■ *Repetir TODA LA SERIE varias veces.*

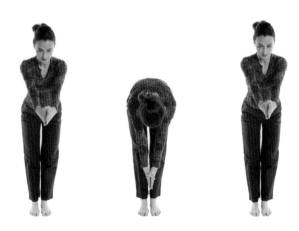

Los 8 meridianos curiosos

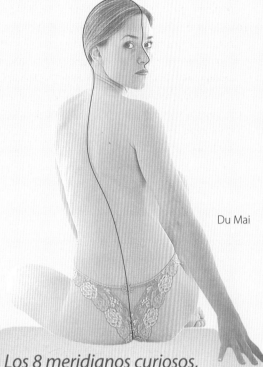

Du Mai

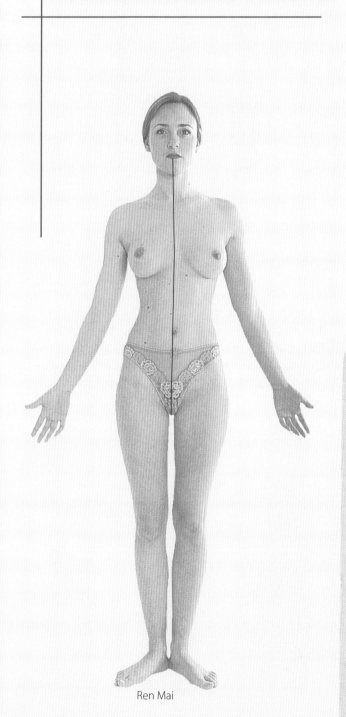

Ren Mai

Los 8 meridianos curiosos, o meridianos extraordinarios, son meridianos que se consideran "aparte".

Son especiales porque se distinguen de los 12 meridianos principales que corresponden cada uno de ellos a un órgano o una función clasificada en los 5 elementos. El papel esencial de los 8 meridianos curiosos es regar y nutrir de energía vital funciones "particulares" como la médula espinal y el cerebro (eje cerebro-espinal); la médula ósea, que fabrica las células de la sangre; el útero, los ovarios y la vagina, los testículos y el pene, y de manera general, los tejidos nobles y las glándulas endocrinas (epífisis, hipófisis, tiroides, páncreas, timo, suprarrenales, túnica íntima de los vasos y vesícula biliar).

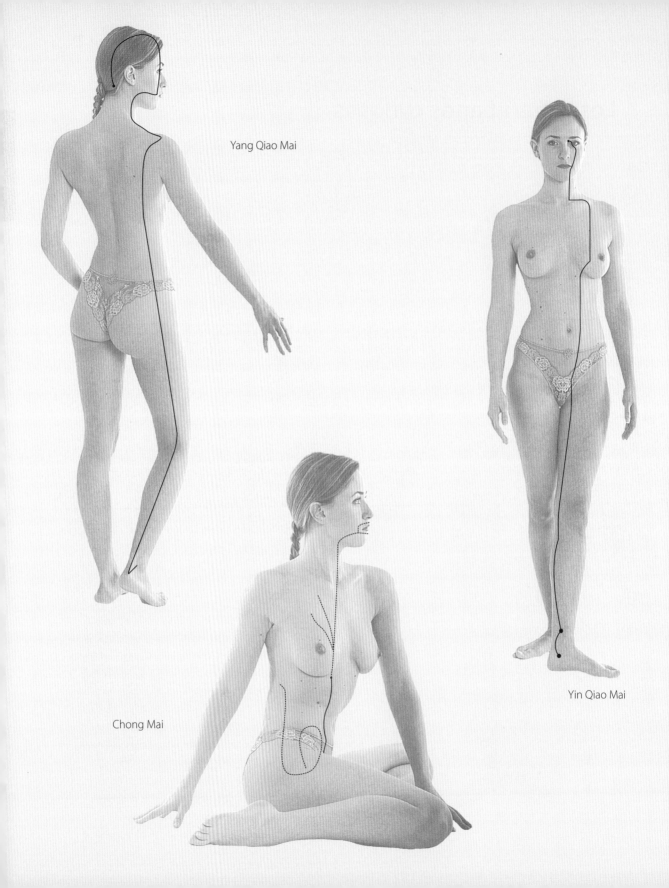

Yang Qiao Mai

Chong Mai

Yin Qiao Mai

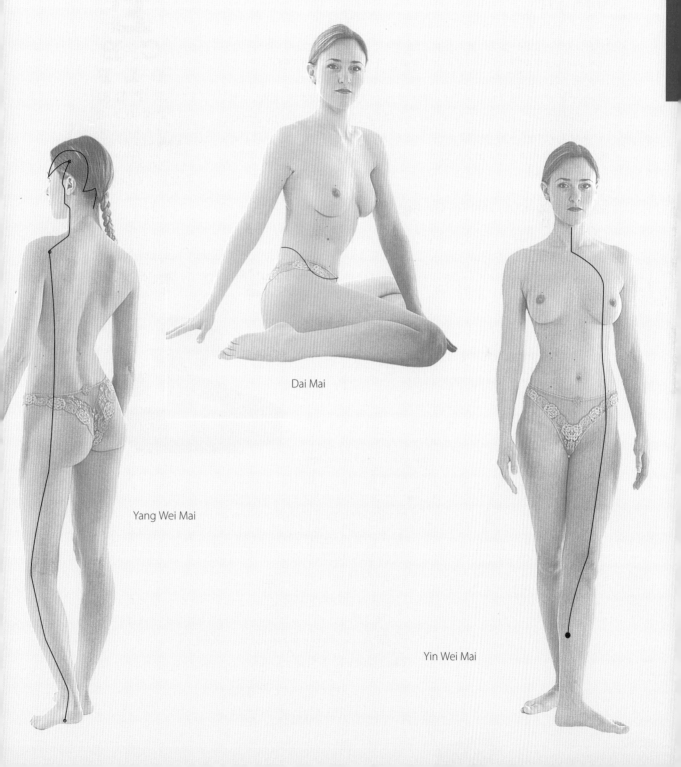

Dai Mai

Yang Wei Mai

Yin Wei Mai

VISTA

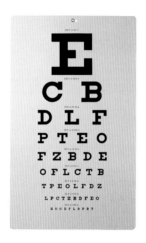

La miopía, así como las conjuntivitis, las alergias y los ojos delicados que padecen regularmente infecciones o dolencias víricas como el herpes, son trastornos ligados a una perturbación de la energía del hígado. De hecho, la relación entre el hígado y la vista es recíproca. Si el hígado es sensible o si no se cuida, se corre el riesgo de padecer vista cansada. A su vez, si se fuerza la vista (conducción nocturna, trabajar con ordenador y ver la televisión) se debilitará la energía del hígado.

Las respuestas del Qi Gong:

Los trastornos de la vista se deben sobre todo a una alteración del hígado y por ello son convenientes los ejercicios destinados principalmente a restablecerla mediante el movimiento "El águila despliega sus alas" (p. 62) y "El juego de puños con ojos brillantes" (p. 53).

Ejercicio:

"Los ejercicios de los ojos"

Contra la fatiga ocular

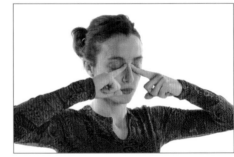

Masaje de ojos

- *Con los pulgares, los índices o ambos juntos, masajear los puntos alrededor de los ojos.*

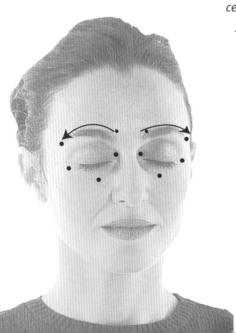

- *La técnica consiste en apretar sobre el punto, mantener la presión contando hasta 5, y luego cambiar de punto.*

  - *Masajear siguiendo el orden y ambos lados a la vez:*
    - *comienzo de la ceja*
    - *rincón interno de los ojos*
    - *depresión suborbital*
    - *del comienzo a la punta de las cejas frotando 3 veces*
    - *depresión del borde externo de la órbita*
  - *Duración: de 1,30 a 2 minutos en total, o más si así se desea.*

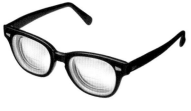

Gimnasia de ojos:

■ **1er ejercicio:** descansar los ojos con las manos. A continuación acariciar los ojos mediante un masaje suave, del interior al exterior, unas 10 veces.

■ **2º ejercicio:** poner las palmas de las manos sobre los párpados, con los ojos cerrados. Imaginar que los ojos están en el sitio del Laogong, el punto situado en la depresión de las manos.

■ Inspirar y alejar con suavidad las manos hacia delante, separándolas ligeramente entre sí; seguir las palmas de las manos imaginando que los ojos están en la depresión de éstas y que se separan del rostro como si los estirase una goma. Espirar y volver a poner las manos en contactos con los párpados. Repetir 6 veces.

■ **3er ejercicio:** alimentar los ojos. Con las manos planas sobre los ojos cerrados, inspirar y luego espirar, enviando Qi puro a los ojos desde las palmas de las manos, como una luz de partículas doradas, hasta lo más profundo del globo ocular y la retina. Repetir de 3 a 5 veces.

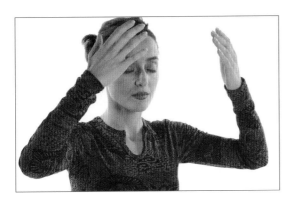

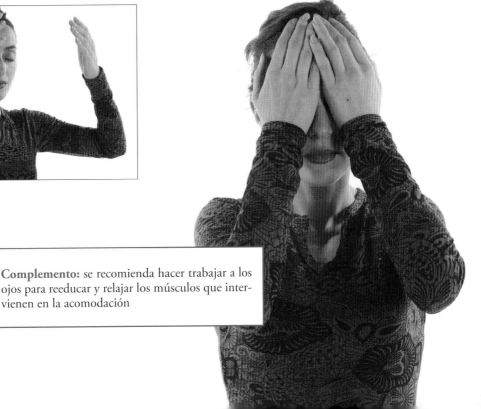

Complemento: se recomienda hacer trabajar a los ojos para reeducar y relajar los músculos que intervienen en la acomodación

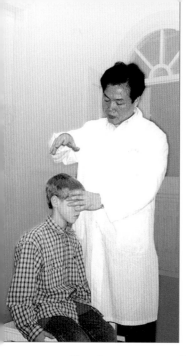

QI GONG PARA MEJORAR LOS TRATAMIENTOS

Practicar Qi Gong resulta útil, incluso necesario, para todos aquellos que realizan tratamientos, sea porque ejercen una profesión relacionada con la salud o porque una persona de su entorno puede necesitar cuidados. El Qi Gong cultiva la vitalidad del terapeuta y su resistencia ante la fatiga. Además le permite "mantener los pies en el suelo" y arraigarse bien para no acabar quebrantado por las quejas y los sufrimientos del enfermo.

Si existe contacto físico con el enfermo en el transcurso del tratamiento, el terapeuta (o sanador) absorberá menos energía negativa del paciente y conseguirá descargarla con más facilidad. Por ello, el Qi Gong es, para kinesiterapeutas, acupuntores y masajistas, una solución saludable para evitar la fatiga. No obstante, los pacientes pueden llegar a "bombear" a su terapeuta incluso si no existe contacto físico.

El Qi Gong también es una técnica muy eficaz en cualquier actividad que incluya cuidados o escuchar, y también para autotratarse cuando es necesario recuperar rápidamente la energía vital después de quedar vacío tras una jornada de visitas, un tratamiento difícil o una psicoterapia delicada.

Transmitir energía

Ya desde la antigüedad, en China resultaba impensable ejercer la acupuntura sin ejercitarse mediante el Qi Gong. Esta condición sigue estando vigente. Por otra parte, existen numerosas escuelas, como las de Pekín, Shanghai, Beidahe, o Kunming, por citar algunas, donde a los acupuntores se les enseña el arte de transmitir energía a través de las agujas. Para saber utilizar las agujas como vectores de energía, el acupuntor debe practicar ejercicios que le permitan captar energía para después condensarla en su Dan Tian. Mediante la práctica, el médico también puede llegar a transformar su Dan Tian en un verdadero compresor en el que almacenar el máximo de energía para a continuación liberarla en grandes cantidades a la hora de tratar a un paciente.

Salvando las distancias, todos recibimos esta energía del cielo y la tierra, y por tanto seríamos capaces de transmitirla. Pero para lograrlo con eficacia sería necesario, como en el caso de los acupuntores, seguir una formación rigurosa. También es necesario ser consciente de que el arte de transmitir energía no sólo resulta de utilidad para los acupuntores, sino que puede ayudar a todos los practicantes que aplican tratamientos con sus manos (masajes, fisioterapia, tuina, shiatsu, osteopatía).

Así es, los terapeutas que practican Qi Gong se muestran de acuerdo a la hora de decir que ven aumentar la sensibilidad de sus manos a la vez que el poder y la eficacia de los cuidados. También constatan que se cansan menos.

Si usted proporciona cuidados de manera regular, imite a los terapeutas chinos y adopte cada día la postura "Abrazar al árbol", y justo antes de los cuidados, la posición "El dragón y el tigre se saludan".

Ejercicio: "El dragón y el tigre se saludan"

■ *Preparación: de pie con los pies en paralelo, separados un poco más que la distancia entre los hombros, con las rodillas flexionadas y permaneciendo "en suspensión". Flexionar los brazos separando los codos, con las manos cara a cara por delante del plexo solar.*

■ *Inspirar: separar las palmas entre sí y estirar el Qi. Visualizar hilos invisibles entre los dedos.*

■ *Espirar y acercar las palmas sin unirlas. Comprimir el Qi entre los Laogong, como si se tratase de una bola de energía que se resiste e impide que las manos se aproximen entre sí. Continuar así, inspirando y espirando, entre 3 y 5 minutos (más si así se desea).*

> **Complemento:** recomienda practicar "El árbol" (p. 95) y "Los 6 círculos" (pp. 66-68).

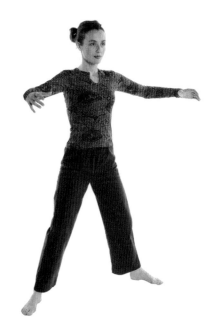
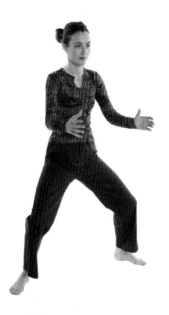

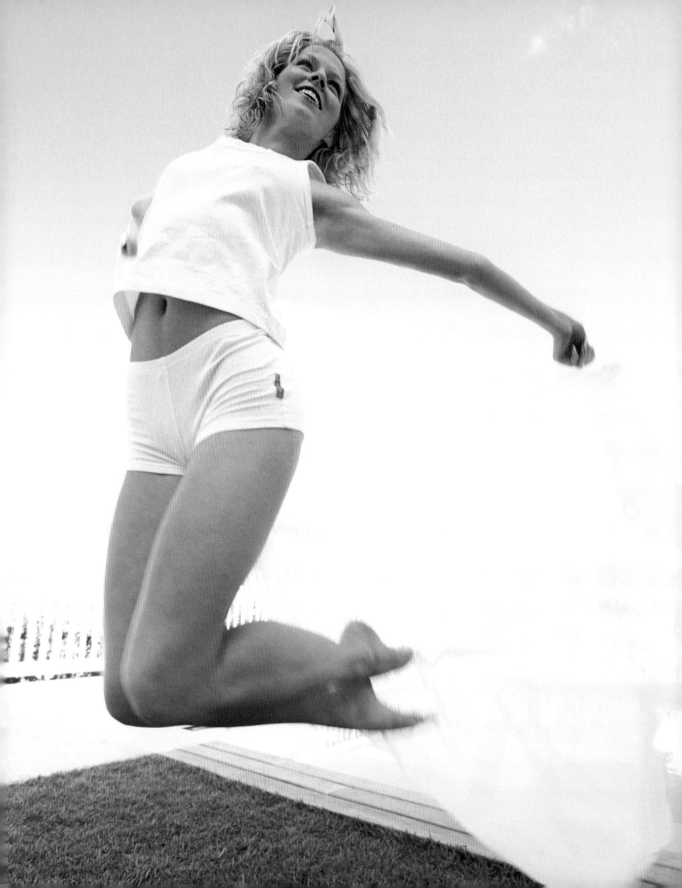

QI GONG Y PUESTA A PUNTO

¿Cómo responder a las demandas familiares, a los asuntos profesionales, a las responsabilidades, a las sacudidas emocionales, sin agotar nuestras reservas de tono? Si no se reacciona se corre el riesgo real de vaciarse y sentirse agotado. A fin de conservar nuestro dinamismo y buen humor es esencial, tal vez hoy en día más que en cualquier otra época, ocuparnos de nosotros mismos y recargar las pilas con regularidad. La práctica del Qi Gong puede ser de gran utilidad a la hora de conseguirlo, pues aumenta la energía vital y la hace circular por todos los meridianos, sobre todo por los de los órganos que administran nuestro estado de forma y los centros vitales (como el cerebro, las glándulas endocrinas y la médula espinal).

MÚLTIPLES
EFECTOS

La inmunidad se torna más eficaz, lo cual nos hace menos vulnerables a los distintos gérmenes que podrían debilitarnos.

Adquirimos la capacidad de poner cierta distancia respecto a los problemas cotidianos, lo cual nos ayuda a resistir las contrariedades y las sacudidas emocionales.

Y, sobre todo, vivimos con más armonía entre nosotros y la naturaleza, lo que evita desgastes físicos y bajadas de moral, que provocan dificultades a la hora de despertarse por la mañana y que hacen que el mínimo esfuerzo nos resulte insuperable.

EN ARMONÍA
CON LAS ESTACIONES

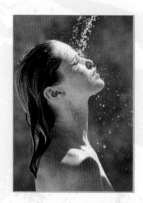

La originalidad del Qi Gong reside en la puesta a punto de la correspondencia entre el cuerpo, la energía vital, nuestros órganos y las estaciones. Según los médicos chinos, respetar y adaptarse al ritmo y a la energía de cada estación es la mejor manera de vivir en armonía con el entorno. La tradición china presenta 5 elementos (madera, fuego, tierra, metal y agua), en relación con 5 estaciones (primavera, verano, final del verano, otoño e invierno).

Por otra parte, y al igual que las estaciones se suceden, también los órganos se suceden en el cuerpo para llenarse de energía en su estación correspondiente. Esta energía también se transmite al órgano siguiente, igual que una madre alimenta a su hijo. Por ejemplo, la primavera nutridora del hígado participa en la buena salud del corazón en verano (véase p. 41). Así, un hígado correctamente repleto de energía en primavera permite que el sistema cardíaco se adapte con más facilidad al calor estival. En cambio, si por alguna razón el órgano no consigue llenarse correctamente de energía, aparece la fatiga, con la profunda sensación de estar desarmonizado respecto a la estación, como de "no dar una".

En otro tiempo, en la vida campesina, sin electricidad, el cuerpo seguía el ritmo de las estaciones. Hoy en día, en la ciudad, con la electricidad, la vida nocturna y el trabajo nocturno, puede comprenderse que el cuerpo deje de estar sincronizado con los ritmos naturales, y de ahí el interés de practicar los ejercicios adecuados para favorecer una resincronización saludable. Puede pensarse en realizar una cura de talasoterapia, la "cura de las 5 estaciones" (véanse direcciones, p. 143, "Qi Gong y talasoterapia").

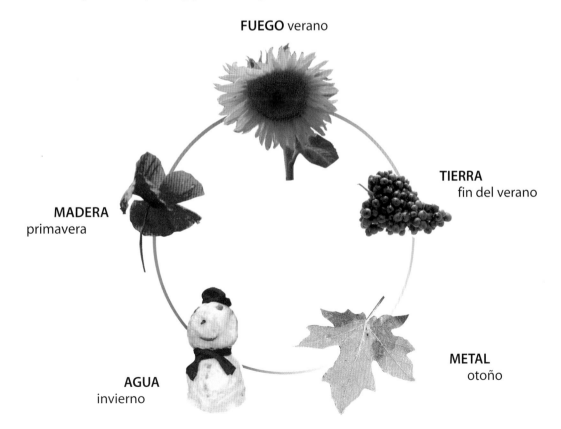

ESTAR EN FORMA
SEGÚN LAS ESTACIONES

En primavera

Esta estación es como un despertar tras la hibernación. El organismo necesita renovarse y limpiarse. Por eso, en Occidente se hacían las curas de primavera a base de rábano negro, de alcachofa y de diente de león, plantas conocidas por su efecto purgante y drenante de las funciones del hígado y la vesícula biliar. En China, los médicos prescriben ejercicios que sincronizan el hígado con la energía de su estación. Su reforzamiento mejora la digestión, la secreción de bilis, la depuración de toxinas y de otros residuos del organismo, así como la vista, la circulación venosa, los músculos y la tendencia a los espasmos, el equilibrio de las hormonas femeninas y la estabilidad emocional. Para armonizarse con la primavera también es esencial acercarse a la naturaleza, sobre todo a los bosques, a los árboles, y concederse momentos para pasear y fantasear.

Ejercicio: "Estiramiento de los meridianos de la vesícula biliar y del hígado"

Estiramiento del meridiano de la vesícula biliar

■ *De pie, con los pies ligeramente separados. Avanzar el pie izquierdo. Cruzar las manos y entrelazar los dedos, con las manos cerca del vientre.*

■ *Abrir el pie izquierdo hacia el exterior de manera que conforme un ángulo de 90°, y después trasladar el peso del cuerpo a la pierna izquierda.*

■ *El pie derecho gira entonces de manera natural, de forma que queda apoyado sobre el cuarto dedo.*

■ *Girar todo lo posible las caderas y el busto.*

■ *Al mismo tiempo, estirar los brazos hacia el cielo y mirarse el pie derecho.*

■ *Regresar a la postura inicial avanzando y girando el pie derecho.*

■ *Repetir dos o tres veces de cada lado.*

Si desea estar al corriente de la salida de nuestras novedades envíenos esta tarjeta cumplimentada.

TÍTULO DEL LIBRO que contenía este tarjetón: ....

NOMBRE Y APELLIDOS: ....

DIRECCIÓN: ....

CÓDIGO POSTAL/CIUDAD: ....

PAÍS: .... E-MAIL: ....

SUGERENCIAS: ....

....

RESPUESTA COMERCIAL
Autorización nº 13.593
B.O.C. nº 90
del 21 de Octubre de 1994

TARJETA POSTAL

NO
NECESITA
SELLO

A FRANQUEAR
EN DESTINO

EDITORIAL KAIRÓS, S.A.
APARTADO 197 F.D.
08080 BARCELONA

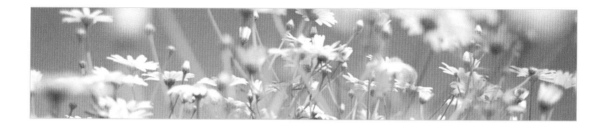

Estiramiento del meridiano del hígado

■ *Separar mucho los pies (más que la distancia existente entre los hombros) y flexionar las piernas para adoptar la postura del jinete. A continuación descender por un lado flexionando la pierna de apoyo y alargando la otra. El pie de la pierna alargada reposa plano sobre el suelo, conformando un ángulo de 90° con la tibia.*

■ *Cambiar de lado.*

■ *No bajar totalmente hasta el suelo para permitir cierta elasticidad al movimiento.*

■ *Tras practicar de un lado y del otro, repetir dos o tres veces la serie.*

EFECTOS:

■ *Dinamismo, resistencia muscular.*

■ *Una tez de melocotón, luminosa.*

■ *Una piel tonificada.*

■ *Una silueta delgada.*

■ *Un corazón preparado para recibir de manera óptima la energía estival.*

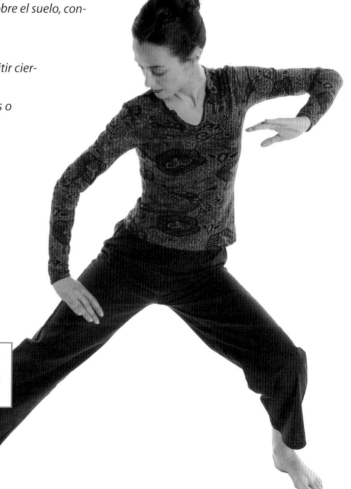

Complemento: se puede practicar "El árbol" (p. 95), "El sonido *Xu*" (p. 28), "Los 8 brocados de seda" (pp. 50-53) y "El tigre" (p. 39).

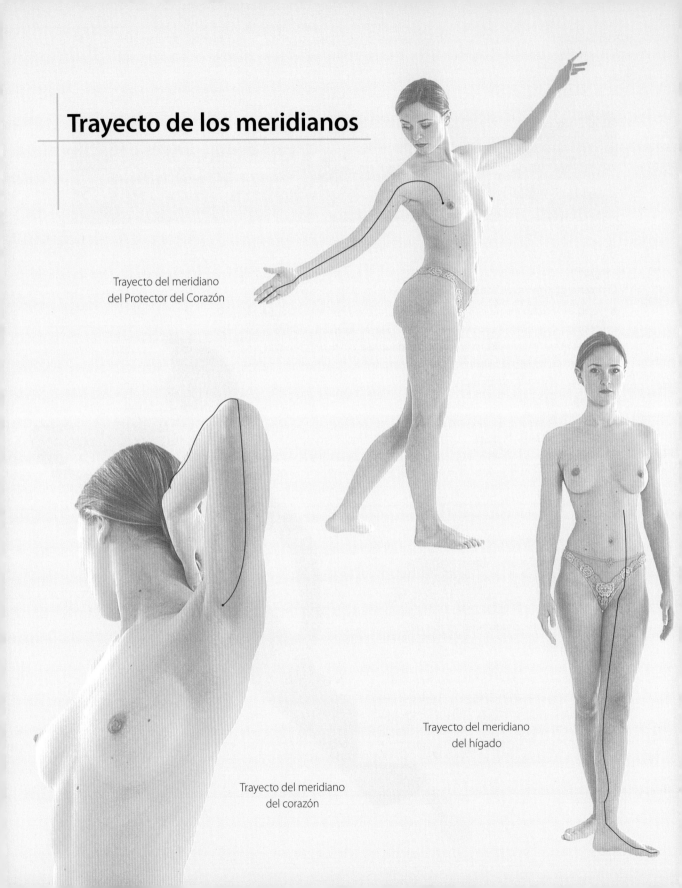

Trayecto de los meridianos

Trayecto del meridiano
del Protector del Corazón

Trayecto del meridiano
del corazón

Trayecto del meridiano
del hígado

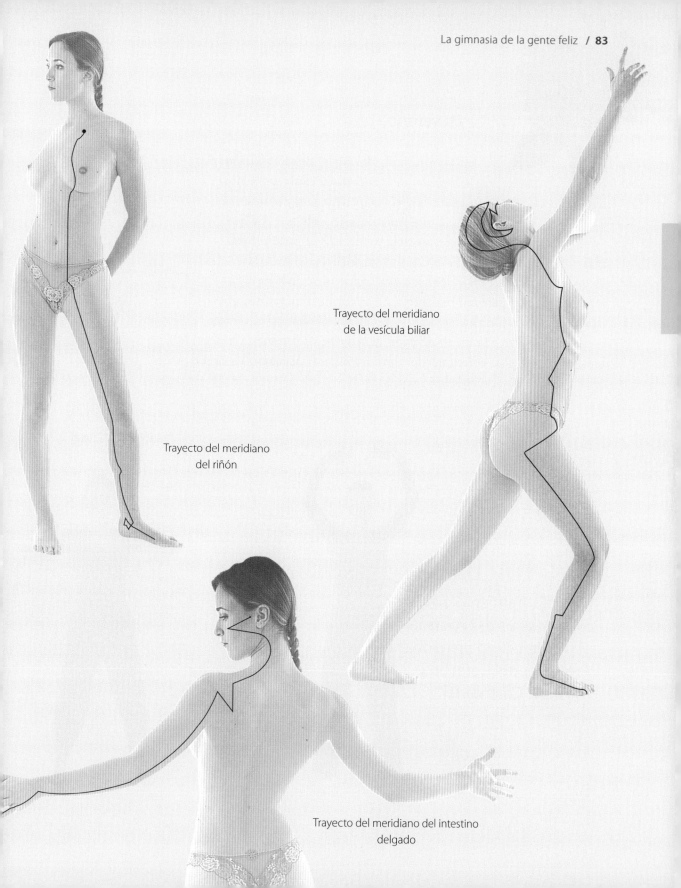

Trayecto del meridiano
de la vesícula biliar

Trayecto del meridiano
del riñón

Trayecto del meridiano del intestino
delgado

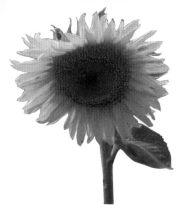

En verano

En este período del año se produce una gran expansión de la energía en el cuerpo. El instigador es el corazón, a imagen y semejanza del sol, que rima nuestro ciclo anual y que es en verano cuando alcanza su máximo resplandor. Fortalecer el corazón en esta estación, mediante los ejercicios apropiados de Qi Gong, permite luchar mejor contra el calor y, de manera general, restituir la plena forma al organismo. A causa de su relación directa con las funciones cardíacas, el verano también constituye la mejor estación para prevenir o tratar la hipertensión arterial y las enfermedades cardiovasculares, así como las varices, igual que las vulnerabilidades emocionales.

Ejercicio:

"Estiramiento de los meridianos del corazón, intestino delgado, Protector del Corazón y Triple Calentador"

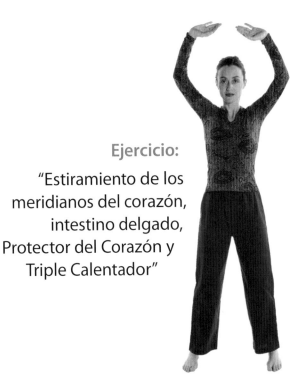

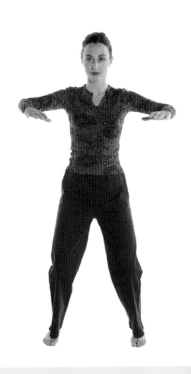

Estiramiento del meridiano del corazón

Estiramiento del meridiano del intestino delgado

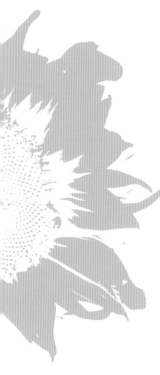

EFECTOS:

- Alivio de las piernas pesadas y de las varices.
  - Protección contra la insolación.
    - Disminución de la transpiración.
      - Mejor adaptación a las temperaturas elevadas.
      - El bazo, el sistema linfático y el páncreas están listos para llenarse de energía de una forma óptima a finales del verano para fomentar una gestión armoniosa del apetito y la silueta.

> **Complemento:** se puede practicar "El sonido *Ha*", "Liang Yi" (p. 48), "La serpiente" (p. 40).

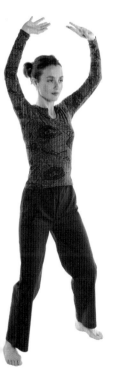

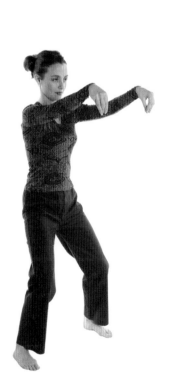

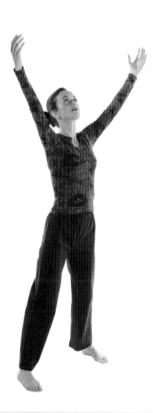

...amiento del meridiano del Protector del Corazón   Estiramiento del meridiano del Triple Calentador

Trayecto de los meridianos

(continuación)

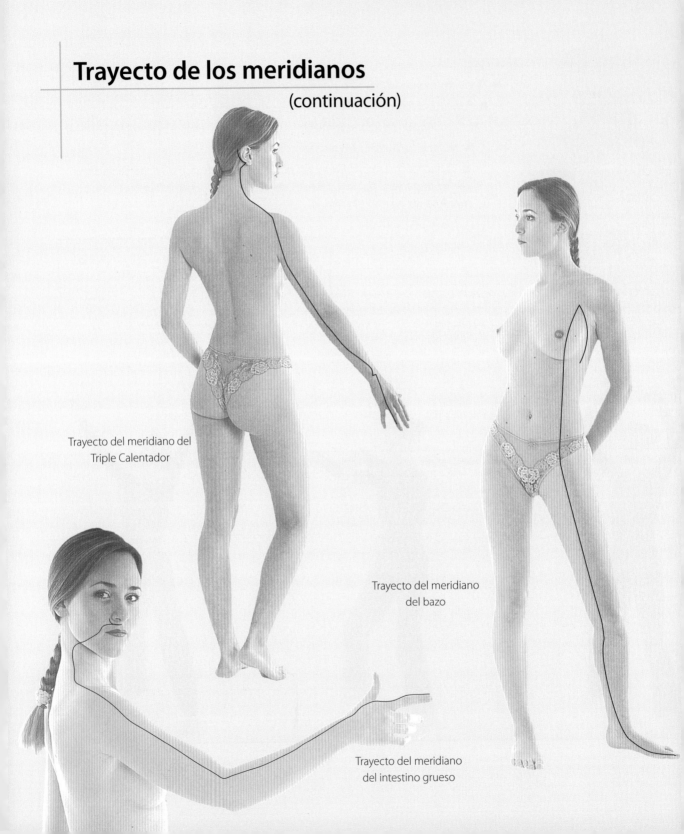

Trayecto del meridiano del
Triple Calentador

Trayecto del meridiano
del bazo

Trayecto del meridiano
del intestino grueso

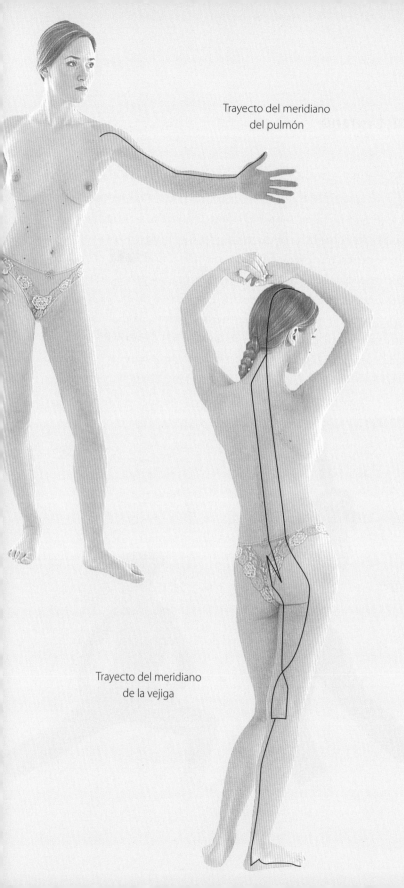

Trayecto del meridiano
del pulmón

Trayecto del meridiano
de la vejiga

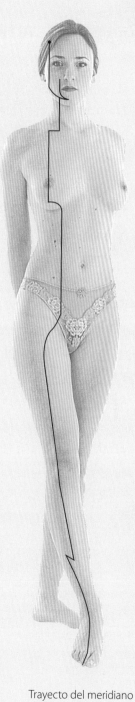

Trayecto del meridiano
del estómago

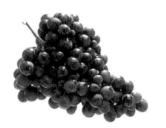

Al final del verano

Es la estación que también se llama "veranillo de san Martín", que comienza tras el 15 de agosto, en el momento en que tiene lugar la vendimia y que se caracteriza por un clima ideal: el cielo es azul, con nubes altas, no hace ni frío ni calor, y no hay viento ni lluvia. El cuerpo está cómodo, y parece bañado de un estado de equilibrio perfecto. A fin de conservar esa sensación de bienestar y serenidad hay que aprovechar esta estación para reforzar el bazo, el sistema inmunitario, el páncreas y el estómago. Repletos de energía, estos órganos nos ayudarán a asimilar mejor la de los alimentos, sus vitaminas y oligoelementos. La práctica de ejercicios específicos de esta estación también permite prevenir ciertas enfermedades como la diabetes, las colitis, las infecciones bucales y las úlceras de estómago, así como las micosis digestivas y cutáneas. También refuerzan la inmunidad para prepararnos de cara a los primeros fríos del otoño.

Ejercicio:

"Estiramiento de los meridianos del bazo-páncreas y del estómago"

EFECTOS:

- *Reequilibrio de las energías y armonización de los 5 órganos.*
- *Mejor digestión.*
- *Eficacia óptima de los regímenes de adelgazamiento.*
- *Vientre plano.*
- *Adelgazamiento de piernas y nalgas.*
- *Pérdida de peso.*
- *Disminución de la celulitis.*
- *Pulmones listos para recibir la energía otoñal.*

Complemento: practicar la postura "El oso" (p. 41).

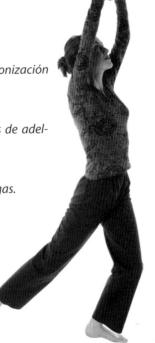

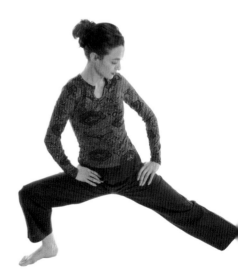

Estiramiento del meridiano del estómago

Estiramiento del meridiano del bazo

En otoño

Tras el esplendor del verano, el sol pasa el equinoccio: el sol se pone antes, baja la savia de plantas y árboles, la naturaleza se seca. El principal órgano afectado por este descenso de energía es el pulmón, y de rebote el intestino grueso y la piel. De ahí que en este período del año tenga lugar la aparición de resfriados, bronquitis, sinusitis, sequedad de la piel y caída del cabello.

Por otra parte, se dice que los pulmones son los controladores de la energía. Son ellos los que, mediante los movimientos rítmicos de la respiración y la vitalidad de la energía situada en el centro del pecho, nos proporcionan el dinamismo necesario para toda la jornada. En cuanto a las emociones, los pulmones gobiernan la tristeza y la nostalgia de los buenos momentos. Gracias a esos conocimientos podemos comprender mejor por qué, en otoño, nos quejamos de una falta de ánimo y de moral baja, a veces sufriendo tristeza y melancolía.
A fin de mantener la forma y la moral, a los chinos les parece indispensable fortalecer los pulmones y armonizarlos con el otoño.

Ejercicio: "Estiramiento de los meridianos del pulmón y del intestino grueso"

EFECTOS:

- *Prevención de resfriados, bronquitis y sinusitis.*
- *Optimismo, buen humor.*
- *Tratamiento del estreñimiento y las hinchazones de estómago.*
- *Disminución de la formación de arrugas debidas a la sequedad de la piel.*
- *Cabello más resistente.*
- *Reforzamiento del riñón para prepararlo para que se llene de energía en invierno.*

Complemento: se puede practicar "La grulla" (p. 46) y "El árbol" (p. 95).

Estiramiento del meridiano del pulmón

Estiramiento del meridiano del intestino grueso

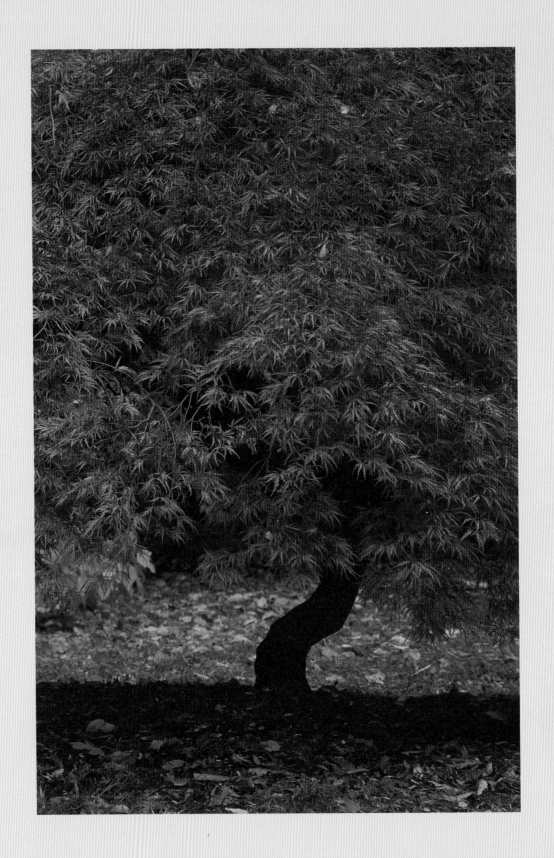

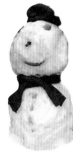

En invierno

Si el otoño ya resulta un período difícil, el invierno lo es más, con sus noches, las más largas del año, el frío, la lluvia, la nieve y el viento. Ligado a las leyes de la naturaleza, nuestro cuerpo también padece una caída brutal de energía, como si entrase en hibernación. En estas condiciones no es sorprendente no hallarse en plena forma y ser más proclives a las enfermedades. Para pasar un invierno mejor, los médicos chinos aconsejan economizar: hacer la siesta, dormir lo suficiente por la noche y concederse largos períodos de descanso de manera regular. Estas precauciones permiten almacenar energía en los riñones, que no sólo sirven para filtrar la orina y controlar la próstata, sino también para nutrir el aparato genital, el sistema hormonal y las glándulas suprarrenales y genitales, los ovarios y testículos, al igual que los huesos, los dientes y todo el sistema nervioso central.

Ejercicio:

"Estiramiento de los meridianos del riñón y la vejiga"

EFECTOS: ■ *Mayor resistencia al frío.*
■ *Equilibrio hormonal.* ■ *Prevención de lumbagos, ciáticas y crisis de reumatismo desencadenadas por el frío.* ■ *Regulación del humor.* ■ *Reforzamiento de la próstata.*
■ *Aumento de la libido.* ■ *Preparar al riñón para transmitir su energía al hígado cuando llegue la primavera.*

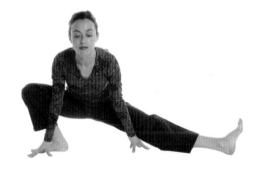

Estiramiento del meridiano del riñón

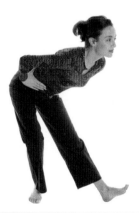

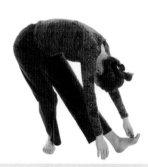

Estiramiento del meridiano de la vejiga

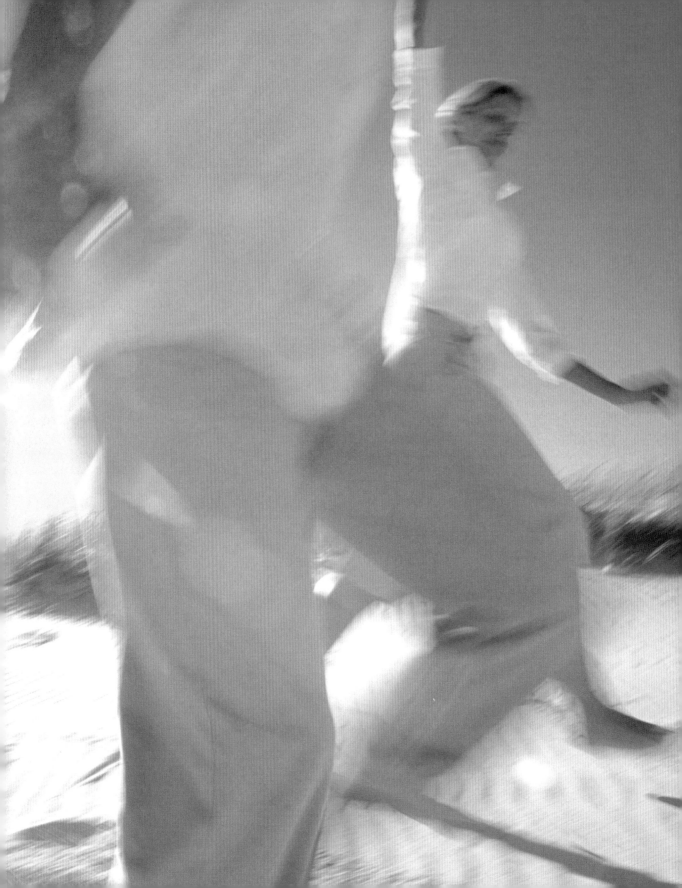

QI GONG Y DEPORTE

Aunque en Occidente se tiene tendencia, al principio, a asimilar el Qi Gong con una gimnasia, en China el Qi Gong tiene escasa relación con lo que podría considerarse una gimnasia en el sentido deportivo del término. Pero en ese sentido se podría comparar al Qi Gong con una estimulación energética natural y utilizarlo como tal.

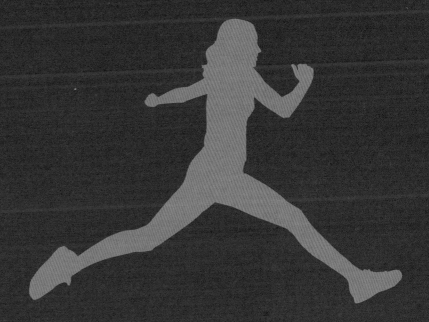

E n efecto, los deportistas chinos utilizan el Qi Gong al practicar sobre todo artes marciales como Kung Fu, Tai Chi Chuan, el sable o incluso el Wushu, a fin de mejorar su rendimiento y la maestría de los gestos.

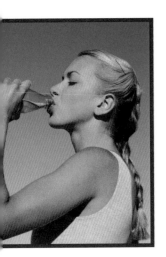

Gracias a ejercicios específicos de Qi Gong, los atletas adquieren mayor resistencia frente a la fatiga física, sus golpes tienen más fuerza y sus movimientos son más rápidos. La mejora del rendimiento no viene a través de una mejor oxigenación o adaptación cardiovascular, sino gracias a una mayor reserva de energía vital en el seno del Dan Tian o *hara*. De ahí es de donde los samuráis extraían su invulnerabilidad.

Cuando los entrenadores deportivos occidentales descubrieron los ejercicios de Qi Gong fueron muchos los que comprendieron rápidamente el valor inherente de integrar esta técnica en el entrenamiento de los atletas de élite. No obstante, estos ejercicios no están concebidos únicamente para atletas o practicantes de artes marciales, sino que pueden aplicarse a cualquier deporte y pueden ser practicados por todo el mundo para progresar. Esto es lo que se puede esperar:

■ **Relajación muscular fulgurante**, útil sobre todo para los deportes que requieren esfuerzos breves e intensos como las carreras de velocidad, el tenis, el esquí de descenso o la esgrima.

■ **Mayor resistencia física frente a los esfuerzos,** así como el aumento de las capacidades de aguante necesarias para la práctica de las carreras de fondo, la natación, el ciclismo, las carreras automovilísticas o los deportes colectivos, como el fútbol, por ejemplo.

■ **Preparación mental**, que permite mantener la sangre fría y la calma durante las pruebas y optimizar las capacidades de atención y concentración.

■ **Mejora de la técnica** al asociar los ejercicios de Qi Gong con visualizaciones. En la práctica, por ejemplo, puede verse mentalmente el movimiento de revés en el tenis efectuado de manera perfecta. A fuerza de visualizar el gesto, a la hora de jugar un partido se sorprenderá al ver que su brazo adopta una buena postura de manera automática.

■ **Recuperación más rápida tras el esfuerzo.** El ejercicio de "La respiración a través de los huesos" (véase p. 97) resulta muy eficaz a la hora de prevenir o tratar las agujetas y el cansancio.

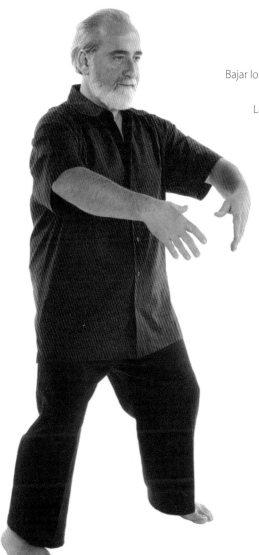

Cabeza suspendida
Mirada baja
Conectar los labios y los molares
La lengua toca el paladar
Mentón entrado

Bajar los hombros

Las axilas abiertas

Separar ligeramente los omóplatos

Mantener los codos suspendidos

Muñecas sueltas

Sostener una pelota, con las manos frente al Dan Tian

Dedos flexibles

Relajar los lomos

Meter ligeramente el pecho

Retraer el bajo vientre

Levantar el ano

Redondear los muslos

Flexionar las rodillas

Vaciar las plantas de los pies

Ejercicio:
"El árbol"

■ *Practicar con las rodillas flexionadas manteniendo la vertical con la punta de los pies.* ■ *Mantener la postura inmóvil, pero flexible y "suspendida" a la vez, unos 5 minutos al principio.* ■ *Aumentar progresivamente a 10-15 minutos, y para los profesionales, bajo la dirección de su entrenador, hasta 30 minutos.*

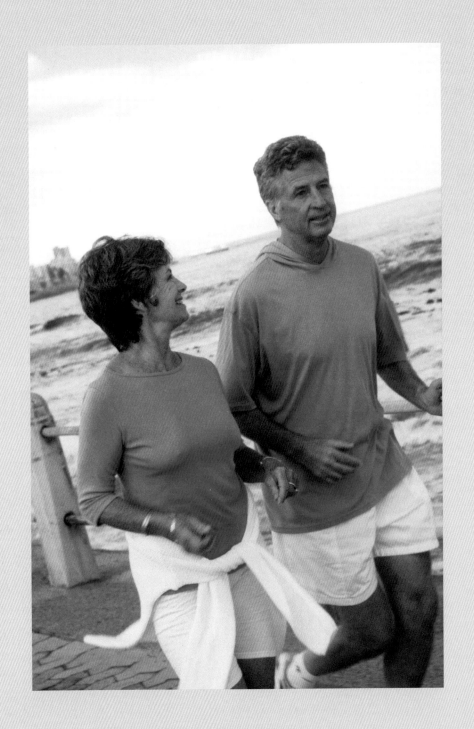

UN EJERCICIO DE RECUPERACIÓN

"La respiración a través de todos los huesos"

Tendido sobre la espalda, con los brazos a lo largo del cuerpo, o acostado en la cama. Respirar imaginando que la energía pura de la naturaleza atraviesa la piel y penetra en cada uno de los huesos del cuerpo, segmento a segmento, por orden. Espirar y dejar salir el aire utilizado por la piel pero manteniendo la energía en los huesos.

- *Pies*
- *Piernas*
- *Rótulas*
- *Muslos*
- *Pelvis*
- *Columna vertebral*
- *Costados y esternón*
- *Omóplatos y clavículas*
- *Brazos*
- *Antebrazos*
- *Muñecas*
- *Manos*
- *Huesos del rostro*
- *Cráneo*

Importante: añada cada nuevo segmento al segmento precedente. Al final del ejercicio respire a través de todos los huesos del cuerpo.

EFECTOS:

- Este tipo de respiración ayuda a la regeneración de los músculos y ligamentos que han participado en el esfuerzo. También tiene un efecto estimulante sobre la médula ósea y sobre todo en la producción de glóbulos rojos, igual que hace de manera natural la hormona secretada por los riñones, la eritropoyetina (EPO). Tenga en cuenta que este ejercicio también permite hacer frente al envejecimiento de los huesos y a la osteoporosis.

Complemento: "Los 8 brocados de seda" (pp. 50-53). "Tratarse uno mismo" (p. 25) en caso de lesiones localizadas, tipo esguince, tendinitis o contractura.

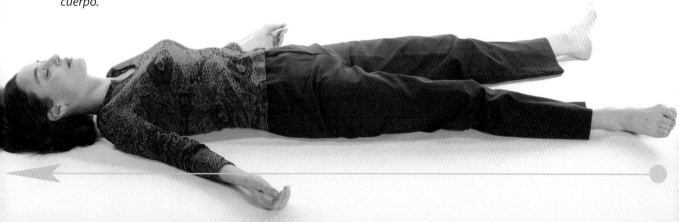

Una silueta estilizada

Aunque el deporte forma parte de las medidas a emplear para adelgazar, el Qi Gong también posee efectos adelgazantes. En efecto, la práctica de ciertos ejercicios permite estimular los catabolismos a través de secreciones hormonales, sobre todo del páncreas y de la tiroides, así como de la hipófisis y las glándulas suprarrenales. Al luchar con los mecanismos perturbadores, la retención de líquidos y el síndrome premenstrual, facilita además la eliminación de líquidos y también eliminar o reducir la celulitis.

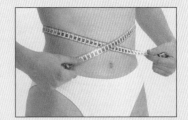

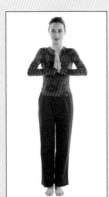 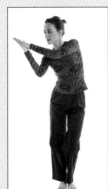 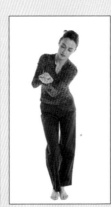 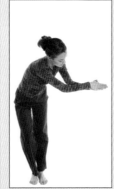

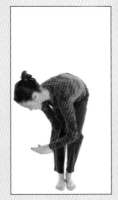 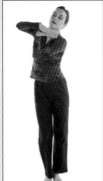 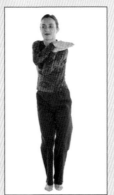

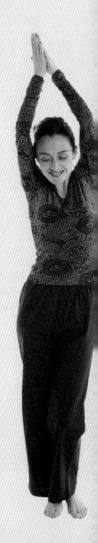

Ejercicio:

"El dragón que nada"

■ *De pie, con las palmas de las manos juntas, en la postura de oración, a la altura de la frente.*

■ *Acuclillarse lentamente ondulando la pelvis y la columna vertebral a la vez que se serpentean manos y brazos hasta lograr la postura acuclillada.*

■ *Imaginar que durante este ejercicio se imita a un dragón que se sumerge en el fondo del mar.*

■ *A continuación, y de manera progresiva, ascender incorporándose sobre las rodillas, ondulando: el dragón sale del agua.*

■ *Repetir 10-15 veces, cuantas más mejor, para provocar la transpiración.*

EFECTOS: este ejercicio

■ *estimula las glándulas endocrinas,*

■ *reduce las "pistoleras",*

■ *desinfiltra la celulitis, sobre todo en el interior de los músculos, a la vez que los desarrolla.*

Para obtener un adelgazamiento global,

este ejercicio debe finalizarse mediante una especie de danza del vientre en posición vertical que consiste en efectuar ondulaciones del vientre y de las vértebras dorsales de delante atrás, asociado a ejercicios de retención de la respiración, metiendo el diafragma. Si realiza este ejercicio cada día y "El dragón que nada", durante una hora (más o menos según la importancia de la gordura), adelgazará sin necesidad de seguir un régimen estricto (véase "Qi Gong y silueta", p. 142).
Si el aumento de peso es de origen hormonal, ligado al ciclo menstrual o a otra causa ginecológica, entonces estos ejercicios se pueden completar con "Qi Gong de la muchacha de jade" (véase "Qi Gong de la mujer", p. 142), que influye sobre la regulación hormonal de los ovarios (estrógenos y progesterona).

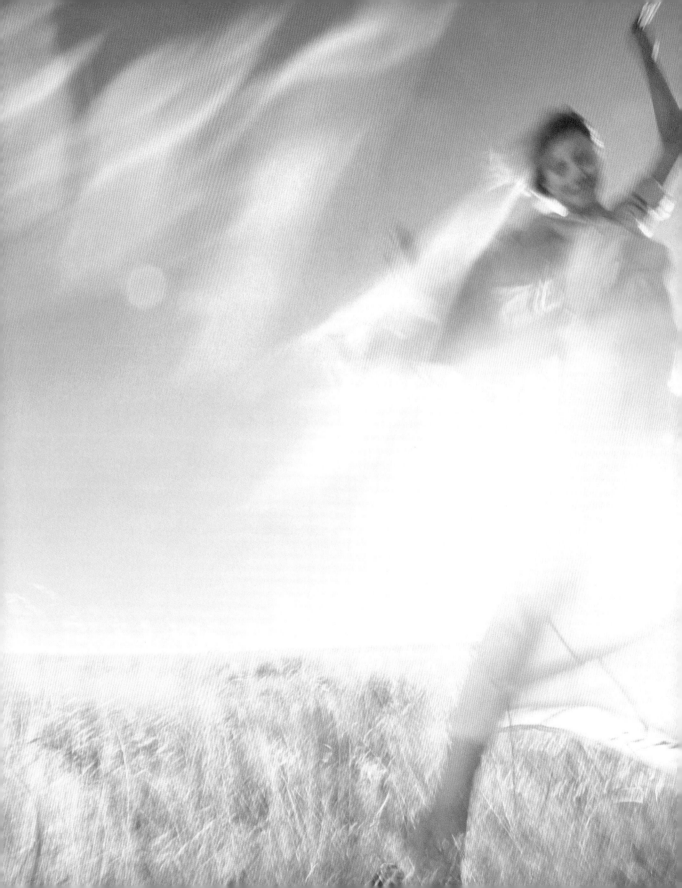

DESARROLLARSE CON EL QI GONG

A causa de su acción directa sobre la energía del cuerpo y su circulación, el Qi Gong
provoca, al igual que la acupuntura, trans-
formaciones interiores que desempeñan
un papel sobre nuestro psiquismo y nuestras emociones. En particular, nos ayuda a
protegernos de los efectos negativos del
estrés y de nuestras propias emociones. Al
relajar cuerpo y espíritu, también crea las
condiciones óptimas para reforzar capacidades que ya están en nosotros, y también
para que se desarrollen actitudes nuevas,
tanto en el trabajo como en la familia, o en
nuestros momentos de ocio y relajación.

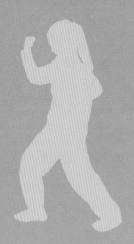

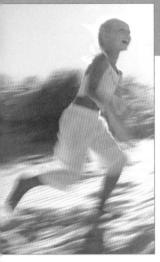

CON LOS HIJOS

Estresados, preocupados y llenos de responsabilidades profesionales, resulta difícil estar disponibles para los hijos tras una jornada de trabajo. Para desconectar, concédase una pausa al regresar a casa y practique algunos ejercicios de Qi Gong. No sólo estimulará su vitalidad, sino que desarrollará la sensación sutil de hallarse más cerca de sus hijos. Un poco como si estuviese conectado con ellos, sintiendo lo que ellos sienten y disfrutando con ello. El Qi Gong puede reforzar esta frescura de espíritu, así como la espontaneidad a fin de ponerse a su alcance y, durante algunos instantes, reencontrar la propia inocencia de cuando fue niño.

Entrar en juego

Para lograr esta comunión pero también para responder a las necesidades específicas de sus hijos, entre en juego con ellos y adopte ejercicios que seguro que les seducirán.

■ **Si su hijo se encoleriza:** en lugar de prohibir sus movimientos de rebeldía, imítele utilizando el ejercicio del **TIGRE**, rugiendo con gritos de rabia para descargar las tensiones retenidas.

■ **Si se repliega sobre sí mismo:** invítele a hacer el **MONO**, imite los movimientos del animal, así como sus chillidos. No tardará en reír a carcajadas.

■ **Si es influenciable:** adopte la postura de la **SERPIENTE**. El efecto hipnotizador de este animal hace que el niño tome conciencia poco a poco de sus propios poderes mentales, se domine mejor y vaya teniendo confianza en su propio magnetismo personal.

■ **Si se muestra siempre indeciso:** ayúdele a afirmarse haciéndole entrar en la piel del **OSO**. Al igual que este animal, podrá existir por sí mismo, una condición esencial para poder realizar elecciones y ser atrevido.

■ **Si le falta voluntad:** imite a la **GRULLA**, que, a causa de su precisión y su línea de conducta, obliga a mantener el rumbo constante a fin de obtener los resultados apetecidos.

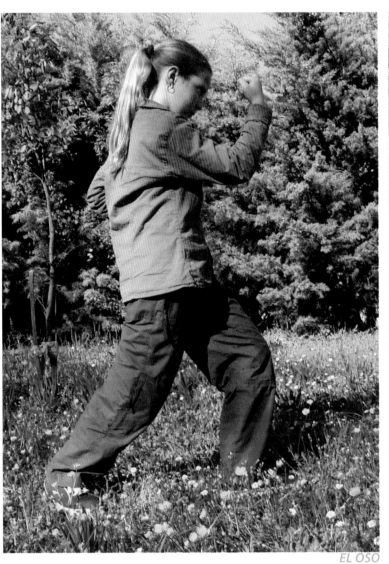
EL OSO

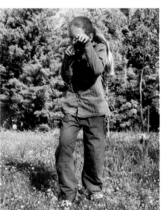
EL MONO

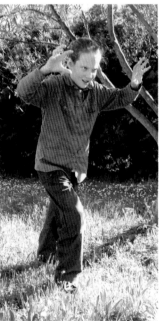
EL TIGRE

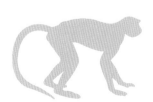
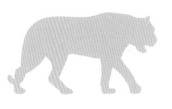

Nuestros órganos,
origen de las emociones

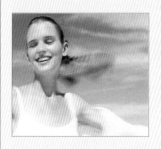

¿Cómo ser menos impacientes, menos irritables, estar de mejor humor o menos triste? Según la tradición china es necesario restablecer la energía de los órganos, pues toda emoción está vinculada a un órgano (véase tabla p. 41). Por ejemplo, cuando uno se encoleriza está agresivo y le animan sentimientos de frustración o insatisfacción, se trata de la energía perturbada del hígado. La tendencia exacerbada a la cólera tiene su origen en que el hígado sufre a causa de una alimentación demasiado copiosa. Por el contrario, la energía del hígado puede verse alterada por una situación opresora o frustrante, que puede provocar excesos de cólera pero también otros trastornos, y así, como el hígado controla los músculos, los ojos, la vesícula biliar y la cabeza, se corre el riesgo de sufrir de espasmofilia, trastornos visuales o migrañas. La práctica del Qi Gong presenta numerosos puntos de interés. Por una parte, al actuar directamente sobre el órgano, lo relaja y la consecuencia es la disminución del humor irascible. Por otra parte, al calmar el psiquismo, los ejercicios previenen la somatización sobre el hígado, así como sobre los órganos y funciones dependientes de él.

La sonrisa interior que lleva a la armonía

Para los taoístas, la alegría y la serenidad son las emociones del corazón. Por ello, y para ser feliz y estar sosegado, el corazón debe permanecer relajado y abierto. Del mismo modo, todos los momentos de alegría y serenidad vividos cotidianamente relajan y curan el corazón. También armonizan la energía y la circulación sanguínea del cuerpo. Por eso los maestros de Qi Gong insisten en que durante todo el tiempo dedicado a su práctica hay que mantener el rostro sereno y sonriente. Es lo que se denomina la sonrisa interior. Una sonrisa que deberían adoptar los ansiosos, los agotados y los cardíacos, a fin de volver a encontrar la paz interior.

EN EL TRABAJO

Practique varios ejercicios de Qi Gong, tal y como hacen los chinos, antes de marcharse a trabajar. El cuerpo se despertará gracias a los movimientos, gracias al aumento de la energía, que desentumecerá las articulaciones, haciendo que se sienta listo para iniciar la jornada con serenidad y controlando las situaciones que se le presenten (es indispensable para que no sentirse ahogado por el estrés).

Ejercicio:

Practique con regularidad "El árbol" (p. 95), sobre todo por la mañana al levantarse, durante 5-10 minutos, "Los 8 brocados de seda" (pp. 50-53), e incluso "Estiramiento de los meridianos" de la estación correspondiente (pp. 80-91).

Estas posturas le permitirán almacenar la energía en el Dan Tian (o *hara*, situado en el bajo vientre). No olvide respirar con el vientre en cualquier momento del día y, en caso de cansancio, adopte la respiración cósmica para recuperarse de una situación estresante (pp. 44-45). Para ello basta disponer de 5 minutos.

Efectos:

No pasará mucho tiempo antes de que compañeros y amigos le señalen que ha cambiado. También evolucionarán las relaciones que tenga con la jerarquía, y tal vez le tengan más en cuenta. En efecto, tranquilo y sosegado, reposando en el Dan Tian, da la impresión de que sus interlocutores no podrán desestabilizarle. Los ejercicios de "centreo" pueden resultar útiles en varios campos, sobre todo en las entrevistas de empleo o durante los estudios, para no dejarse llevar por el pánico en el momento de los exámenes, sobre todo en el oral.

O incluso en las prisiones, para ayudar a los presos a calmar su estrés emocional cuando deben presentarse ante el juez. En Francia se ofrecen cursos de Qi Gong en distintas prisiones, con un gran éxito entre la población reclusa.

Masaje de desmagnetización

■ Utilice la punta de los dedos o la palma de las manos.

■ Inspire y dé varios giros sobre cada punto de acupuntura (descritos a continuación) en el sentido de las agujas del reloj, y después espire y realice varios giros en el sentido contrario.

■ Respire tres veces por punto: respiraciones naturales, sin aumentar el tiempo respiratorio; los hombres empezar por el lado izquierdo, como aparece descrito a continuación, y las mujeres por el lado derecho.

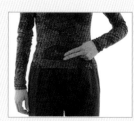

1

1. El *"palacio de la vitalidad"*, es decir, el ombligo.

2. La *"puerta del destino"*, Ming Men.

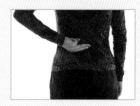

2

3. El *"centro del hombre"*, entre la nariz y el labio superior.

4. El *"contenedor de líquidos"*, en la depresión del mentón.

5. El *"punto de acción sobre todas las funciones"*, en el ángulo de la clavícula, con el esternón a la izquierda y luego a la derecha.

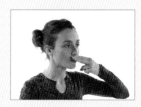

3

6. El *"gran sobre"*, sobre el costado del cuerpo, a dos distancias de mano bajo la axila, a la izquierda y luego a la derecha.

7. El *"cien reuniones"*, en la coronilla de la cabeza.

8. La *"puerta del mutismo"*, entre la 1ª y la 2ª cervical.

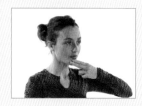

4

9. El *"gran Yang en la sien"*, a la izquierda y luego a la derecha.

10. El *"ministro"*, en el centro del antebrazo, a una distancia de una mano de la línea de la muñeca.

11. El *"cruce de los tres Yang"*, en el centro de la cara dorsal del antebrazo, simétrico al punto anterior. Masajear el "ministro", luego el cruce de los tres Yang del brazo izquierdo, y después del derecho.

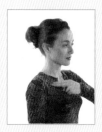

5

12. La **"reunión de los 3 Yin"**, a la distancia de una mano de través por encima del maléolo interno, en la cara interna de la pantorrilla.

13. La **"campana suspendida"**, a la distancia de una mano de través por encima del maléolo externo, en la cara externa de la pantorrilla. Masajear "reunión de los 3 Yin" y "campana suspendida" de la pierna izquierda y luego de la derecha.

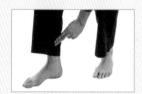

12

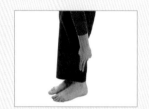

13

■ **Duración**: unos 15 segundos por punto, con un total de 20 puntos. Cuando se conoce bien la situación y el orden, el masaje completo no dura más de 5 minutos. Si se descubre el punto se puede masajear directamente sobre la piel o bien a 1-2 cm de distancia, rozándola. Si la persona está vestida, hay que frotar por encima de la ropa.

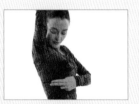

6

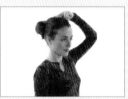

7

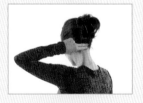

8

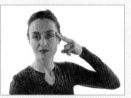

10

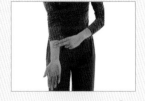

9

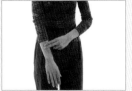

11

5 minutos contra la contaminación electromagnética

Trabajar con el ordenador resulta especialmente perjudicial. Por eso es conveniente realizar pausas regularmente para relajarse. También es aconsejable lavarse las manos y los brazos hasta los codos, así como el rostro y la nuca para eliminar las ondas electromagnéticas emitidas por el ordenador. Al final de la jornada conviene hacerse un masaje de desmagnetización para eliminar la contaminación electrostática. Esta precaución puede mejorar el sueño, y ayuda a descargar el estrés e incluso a evitar ciertos trastornos como dolor de cabeza o fatiga ocular. El masaje desmagnetizador también es aconsejable para luchar contra el desfase horario.

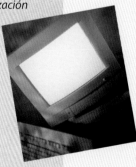

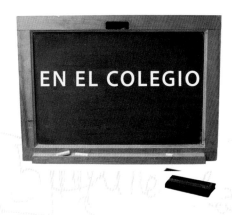

EN EL COLEGIO

Para la armonía de una clase es importante que los alumnos realicen una actividad colectiva. En Occidente, aparte del canto, no existe actualmente ninguna otra actividad que permita sincronizar a los niños en la clase. En China, el Qi Gong ofrece los automasajes. Practicados por la mañana, permiten crear complicidad e intercambios constructivos entre los alumnos. También les ayudan a estimular sus capacidades intelectuales.

Ejercicios:

Pida a los alumnos que se masajeen sucesivamente, la frente y el cuero cabelludo para estimular la concentración, los ojos (pp. 72-73), la nariz, las orejas, la boca, después el Ming Men y el Dan Tian (p. 57) para reforzar su energía vital y motivarles de cara al esfuerzo intelectual. Para finalizar, se masajean todos los meridianos en el sentido de su circulación por encima de la ropa.

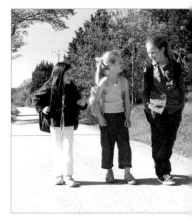

Efectos:

Los masajes favorecen el crecimiento y aumentan la resistencia física, lo que protege a los alumnos de trastornos frecuentes, como las infecciones de garganta, naríz y oídos, o de problemas de la vista. Su acción sobre la concentración y la atención también facilita que el aprendizaje se realice con calma, sin presión. Por otra parte, tienen un efecto regulador sobre el humor, lo que ayuda a los niños a concentrarse mejor, a gestionar mejor sus dudas y poder hallar con mayor facilidad

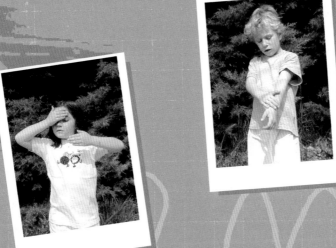
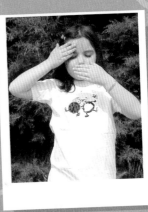
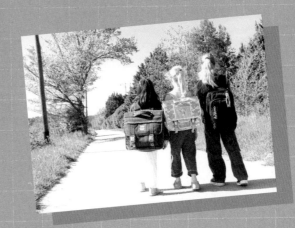

QI GONG Y CREATIVIDAD

Aunque no permite que todo el mundo se convierta en un pintor famoso o en un bailarín de primera, el Qi Gong mantiene el impulso vital indispensable para la inspiración, la creatividad y el desarrollo de proyectos. En efecto, aunque la creatividad es un don, también es una proyección hacia el exterior de una energía interna alimentada por nuestros pensamientos, emociones, sensibilidad y sentimientos sutiles sepultados en lo más profundo de nosotros mismos.

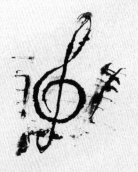

El camino del Zen

En el Japón se utiliza el camino del Zen y los ejercicios físicos parecidos al Qi Gong en el arte del tiro con arco. Gracias a este método, los arqueros consiguen llegar a ser uno con el arco y la diana. Los elementos –arquero, arco, flecha, y diana– se hallan unidos por una energía sutil que brota del Dan Tian (bajo vientre).

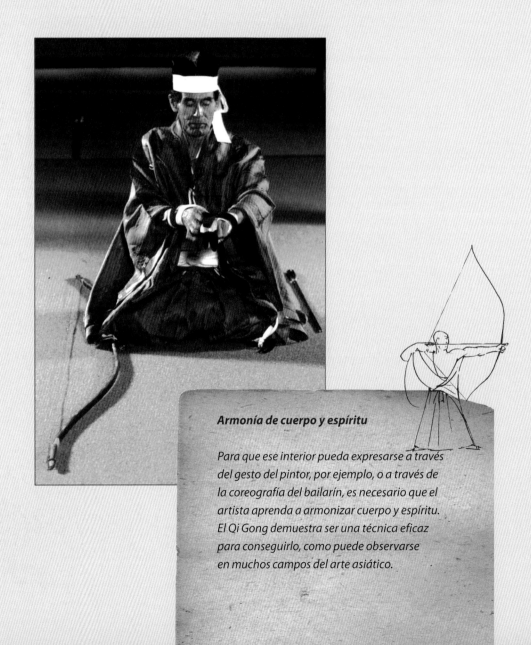

Armonía de cuerpo y espíritu

Para que ese interior pueda expresarse a través del gesto del pintor, por ejemplo, o a través de la coreografía del bailarín, es necesario que el artista aprenda a armonizar cuerpo y espíritu. El Qi Gong demuestra ser una técnica eficaz para conseguirlo, como puede observarse en muchos campos del arte asiático.

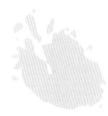

QI GONG, PINTURA
Y ESCULTURA

R esulta difícil explicar por qué se entra en un estado de contemplación ante ciertas obras y ante otras no. En China se dice que tal pintura tiene un bello Qi, que su belleza proviene del hecho de que unifica el cuerpo, el alma y la respiración del espectador. Ello da por sentado que el artista, su intención, la hoja de papel, los pinceles, la pintura y los gestos se hallaban perfectamente unificados en el momento de la ejecución. El artista alcanzó ese nivel de inspiración gracias a un trabajo específico del Qi que condujo a "crear el vacío", que le permitió dejar traslucir su vivencia interior, consciente o inconscientemente, a través de su obra, sea pictórica o escultórica.

Ejercicio:

"Wu Ji"

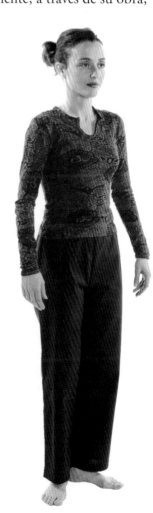

■ *De pie, con los talones en contacto y las puntas de los pies algo separadas.*

■ *Respirar tranquilamente por la nariz, tanto al inspirar como al espirar, y hacer que la respiración descienda al bajo vientre... manteniendo una sonrisa en el rostro.*

■ *Fijar un punto en el suelo bastante por delante, para que la mirada no se perturbe.*

■ *Hacerse consciente de la respiración, de las sensaciones en el interior del cuerpo, así como en la superficie, acerca de lo que se ve, escucha y se siente. Intentar lo imposible: hacerse consciente de todas las percepciones a la vez y mantener dicha atención durante un período largo, con una inmovilidad corporal perfecta.*

EFECTOS:

■ *Este tipo de meditación activa el cerebro, magnifica las sensaciones y las percepciones de los órganos de los sentidos, así como las que emanan del cuerpo (piel, sistema digestivo, músculos...). Este ejercicio produce una sensación de atención y vigilancia a la vez que nos dota de más disponibilidad. Practicado con regularidad, permite olvidar el gesto mecánico para soltar presa y permitir que nuestra consciencia se exprese plenamente, de manera espontánea.*

QI GONG Y MÚSICA

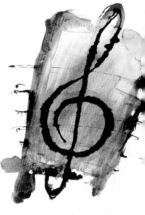

Sean cuales fueren los ejercicios de Qi Gong que se practiquen, y siempre que su práctica sea regular, el artista constata una transformación interior que instaura una unidad entre él mismo, la obra y su instrumento. Gracias al ejercicio desarrolla una energía que le permite afinar su interpretación musical.

Sin embargo, y dependiendo del instrumento utilizado, existe un conjunto de ejercicios posturales que permiten adoptar gestos y posturas corporales que facilitan la circulación de la energía. Este entrenamiento específico destinado a descubrir la mejor postura corporal es muy importante a fin de evitar las tensiones físicas o psíquicas que bloquean la interpretación musical. Los mismos principios, combinados con los de la danza y el canto, pueden asimismo utilizarse en el arte dramático.

Ejercicio:

Ejercicio específico para el violín

"La serpiente"

■ *De pie, con los pies juntos y los brazos estirados en forma de cruz, empezar a ondular el brazo izquierdo imprimiendo al omóplato un movimiento circular (subir, entrar, bajar, sacar el omóplato). Las muñecas y los codos siguen el movimiento pasivamente.*

■ *Esta ondulación se transmite a continuación al brazo derecho, como una onda o una ola que empezase en la punta de los dedos de la mano izquierda para finalizar en la punta de los dedos de la mano derecha.*

■ *Empezar repitiendo 10 veces, para después aumentar de manera progresiva desarrollando la flexibilidad y resistencia de hombros y brazos, para facilitar la colocación del violín y el juego del arco.*

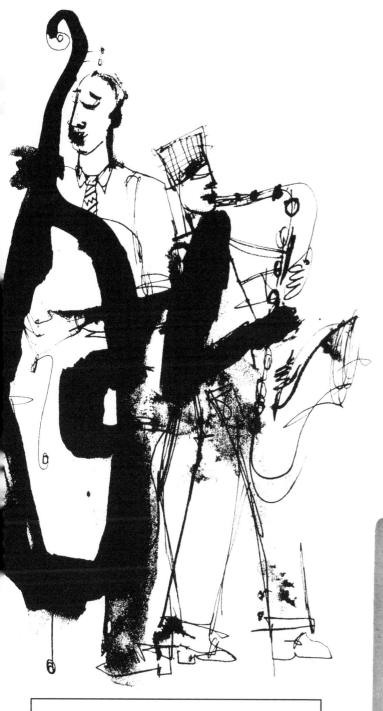

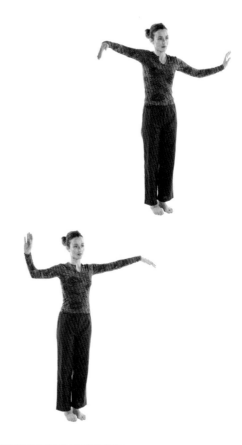

Complemento: "Wu Ji" (indispensable; p. 113) y "Los 8 brocados de seda" (pp. 50-53), ejercicios de meditación y para despertar las manos concentrándose en todas las articulaciones para tornarlas más hábiles y afinar los gestos.

Para usted

Pintores, calígrafos, bailarines, actores, cantantes, tanto aficionados como profesionales. Sepan que existen cursos de Qi Gong que ofrecen un trabajo específico para cada disciplina artística (véanse pp. 141-142). También existen clases de conservatorio, sobre todo de violín o de arte dramático, que exigen que los estudiantes asistan a cursos regulares de Tai Chi o de Qi Gong.

QI GONG, CANTO Y ARTE DRAMÁTICO

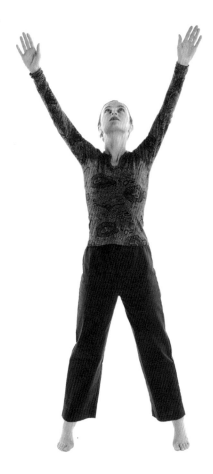

Las técnicas de respiración y las posturas utilizadas en el arte del canto lírico se aproximan tanto a ciertas posturas de Qi Gong que se podría creer que los especialistas de canto conocen el Qi Gong. Por ejemplo, la postura de pie se parece curiosamente a la postura del árbol, la respiración del bajo vientre corresponde al Dan Tian, y la difusión de la voz en todas las direcciones del cuerpo corresponde al concepto chino de circulación del Qi por el cuerpo.

Por otra parte, el Qi Gong se utiliza desde hace años en numerosos conservatorios y cursos de canto para profesionales, como complemento de la enseñanza clásica para optimizar el rendimiento de los cantantes.

Lo mismo puede decirse respecto a los cursos de arte dramático y a ciertos ejercicios que permiten perfeccionar la postura del cuerpo para utilizar de la mejor manera posible la respiración y la voz. Hay otros que se utilizan para restaurar la voz cuando ésta se "rompe" o debilita.

Ejercicio:
"Ejercicio de preparación"

■ **Preparación:** pies separados a la distancia de los hombros, rodillas ligeramente flexionadas, pelvis suelta. Estirar la coronilla hacia lo alto y abrir los hombros. Una vez en esta postura, efectuar ligeros bostezos a fin de relajar la mandíbula (o pronunciar "maaaandíbula").

■ **Inspirar** por la boca, abriendo bien la garganta y relajando el rostro como al iniciar un bostezo. Al mismo tiempo, levantar los brazos por los costados hasta por encima de la cabeza para captar la energía del cielo.

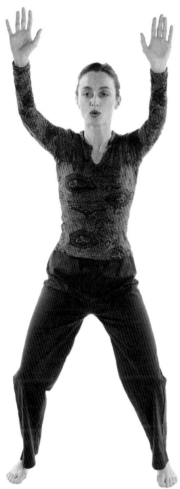

■ ***Espirar*** *emitiendo un ligero suspiro con el sonido MMMMM (otros sonidos convenientes: NNNNN, MOOOOOO, BOOOOO, BUUUU), y bajar los brazos hasta el Dan Tian. Intentar empezar con un sonido agudo, cálido y etéreo, para transformarlo en uno grave, denso y arraigado. Este paso del sonido etéreo a uno denso debe ser progresivo. Al principio da la impresión de ser un quejido agradable y sensible, para convertirse después en un sonido potente. De manera imperceptible deberá estirarse hacia el cielo mientras espira. Una vez que el sonido finaliza, la mandíbula se abre y los músculos abdominales se relajan a fin de permitir que el diafragma descienda y que los pulmones se llenen de aire.*

■ *Repetir y continuar tanto como quiera. Es importante no proyectar la voz, sino sentirla vibrante en todas las partes del cuerpo, como si éste fuera una enorme catedral. Para ello conviene utilizar el gran principio del Qi Gong: cuando se levantan los brazos hay que entrar en contacto con la inmensa energía del cielo y del universo y, al bajarlos, unirse a la tierra y a su gran poder de anclaje.*

Efectos

Con el tiempo, la respiración se va alargando sin esfuerzo pues, entre otras cosas, resulta más fácil establecer un movimiento circular del sonido entre la inspiración y la espiración. También se afinan nuestras capacidades para interpretar las diferentes calidades de vibraciones sonoras (ligeras, altas y agudas, largas y amplias, profundas, sosegadas...).

Asociado al canto,

el Qi Gong constituye un método estupendo de arte-terapia que ayuda a deshacer las inhibiciones personales y facilita la comunicación social. Resulta pues interesante para personas tímidas o que carecen de confianza en sí mismas.

Complemento: "Wu Ji" (indispensable; p. 113) y ejercicios posturales.

QI GONG Y DANZA

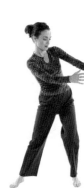

Tanto si se trata de danza clásica, moderna o tradicional (india, teatro chino...), el Qi Gong es interesante para la preparación física de los bailarines y para conseguir belleza en los gestos.

En efecto, el cuerpo de los bailarines a veces se ve sometido a demandas extremas de flexibilidad y resistencia que le exponen a riesgos de accidentes musculares y tendinosos.

El Qi Gong es pues un método eficaz para proteger el cuerpo, fortalecerlo y ayudar a su recuperación, al igual que ocurre en el campo deportivo (p. 94).

En lo relativo a la dimensión artística, el Qi Gong puede ayudar al bailarín en su búsqueda de la belleza de movimientos y expresiones, así como en la de una comunión perfecta con el ritmo. Al desarrollar la energía vital y difundirla desde el centro (Dan Tian) a la periferia del cuerpo, el Qi Gong proporciona a los bailarines los medios para ajustar plenamente su coreografía.

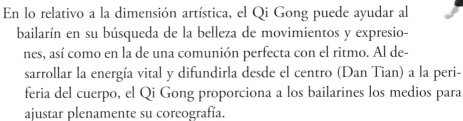

Ritmo, belleza y movimientos se funden entonces en una sola unidad. Para el artista se trata de la trascendencia de sí mismo, y para el espectador es una maravilla y una comunión (durante un breve instante) con el espectáculo que tiene lugar ante sus ojos.

Ejercicio:

- **Preparación**: *pies juntos, piernas flexionadas, separar el pie izquierdo un poco más que la distancia entre los hombros, manteniendo los pies paralelos. Colocar las manos cara a cara, a una distancia de unos 15 cm, como si sostuviesen una pelota delante del ombligo.*

    - **Inspirar**: *empujar con los pies en el suelo, estirar las piernas y alejar las manos entre sí como si estirasen la pelota.*

    - **Espirar**: *volver a flexionar las piernas, con las manos delante del ombligo.*

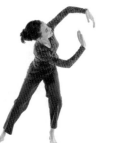 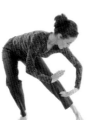 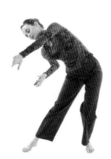 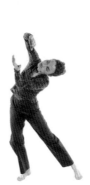 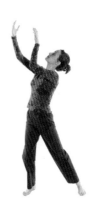

■ *Hacer girar la pelota de izquierda a derecha, de delante hacia atrás, hacia arriba y abajo, en todas las direcciones. Imaginar que el balón existe realmente entre las manos, sin dejarlo caer. La ondulación de las manos acaba por alcanzar a los brazos, el tronco, las piernas: el cuerpo sigue la danza de la pelota, las rodillas se estiran y flexionan, los brazos y los codos están fluidos y la respiración acompaña los movimientos.*

■ *Sentir que, al seguir el ritmo respiratorio, la energía asciende de la tierra, moviliza las piernas y condensa el Qi de la pelota entre las manos.*

■ *Poco a poco aumenta el movimiento del cuerpo: se va creando una danza propia a partir de la respiración y de la energía que circula por el cuerpo.*

Complemento: "Wu Ji" (indispensable; p. 113) y "Los 8 brocados de seda" (pp. 50-53), "El árbol" (p. 95).

Si es tímido o ansioso...

... hasta el punto de no poder realizar movimientos improvisados, practique Qi Gong. Los movimientos lentos, idénticos y repetidos, ejecutados en grupo, le ayudarán a tomar conciencia de su cuerpo en su esquema corporal. Por otra parte, esta técnica produce un suplemento de energía vital que permite crear movimientos propios y, de este modo, entrar poco a poco en la danza.

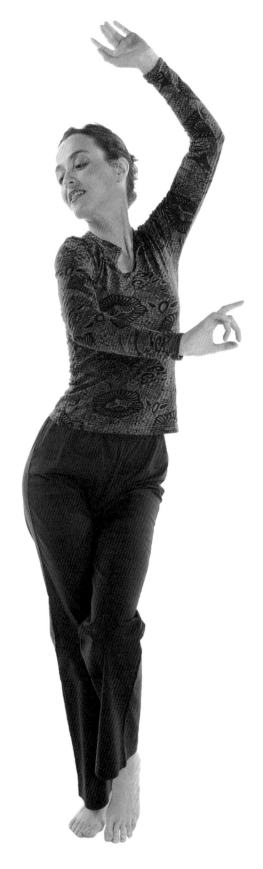

Es el momento de poner su CD preferido y dejar que la respiración se armonice con la música.

Efectos

Además de los efectos preventivos y curativos sobre el agotamiento muscular y articular del cuerpo del bailarín, el Qi Gong permite habitar plenamente en el cuerpo para que éste pueda entrar en comunión con la música. El gesto densificado de este modo se convierte en una prolongación del cuerpo, como una luminosidad, y se magnifica la relación con el espacio. Los actores pueden alcanzar los mismos resultados.

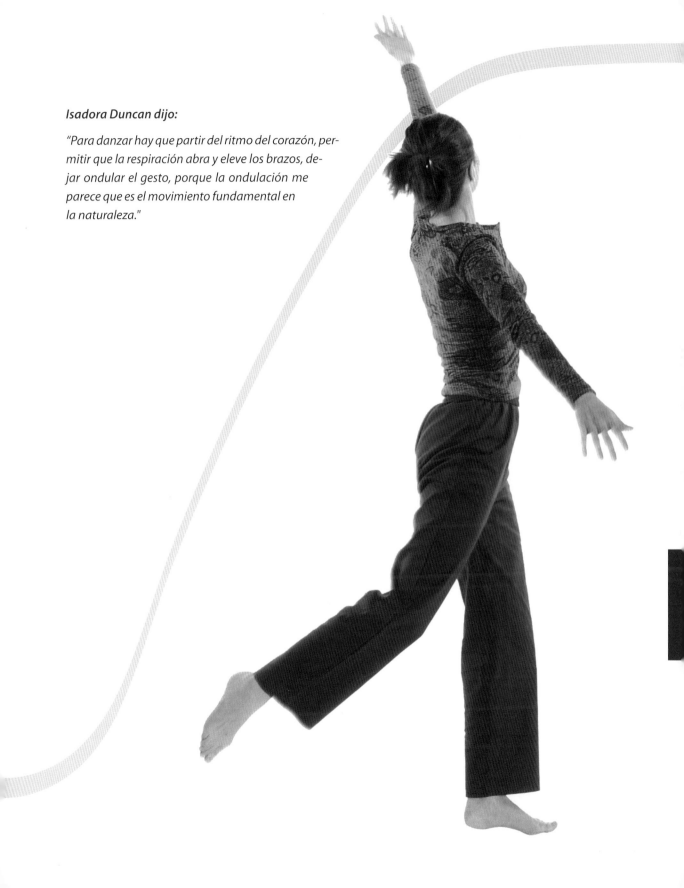

Isadora Duncan dijo:

"Para danzar hay que partir del ritmo del corazón, permitir que la respiración abra y eleve los brazos, dejar ondular el gesto, porque la ondulación me parece que es el movimiento fundamental en la naturaleza."

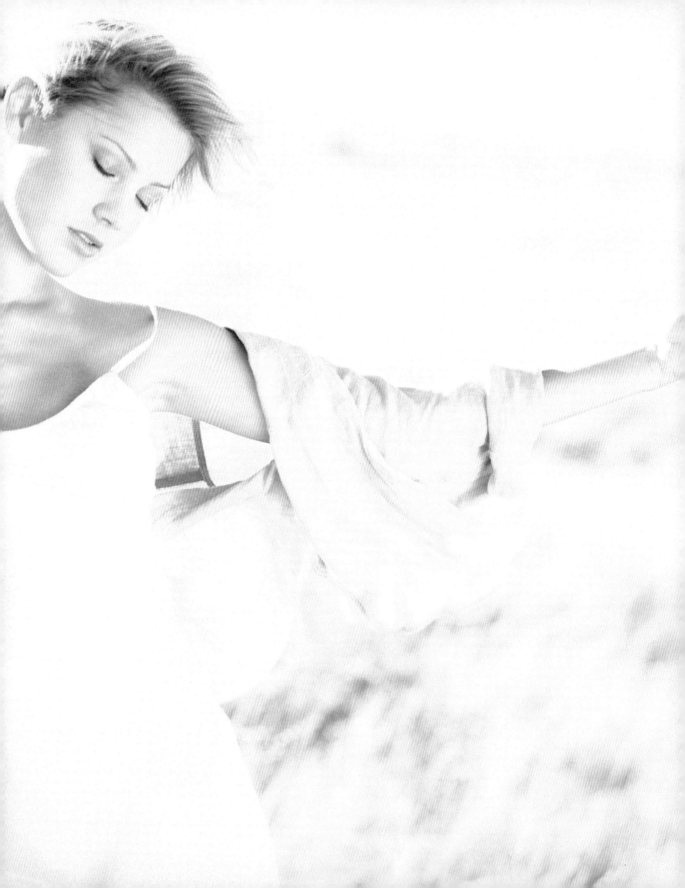

EL QI GONG
ES UN ARTE DE VIVIR

La práctica del Qi Gong no está desvincula-
da de la relación con la naturaleza. Esta relación proporciona un placer inmenso, saludable y realizador. Para los sabios chinos
de la antigüedad, el ser humano está entre el cielo y la tierra. Su energía se alimenta de la tierra y del cielo. Y gracias a ello se
mantiene en buena salud, vive más, y se
desarrolla y realiza.

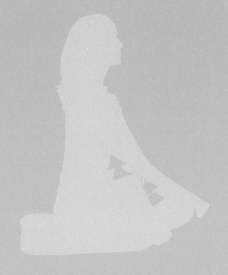

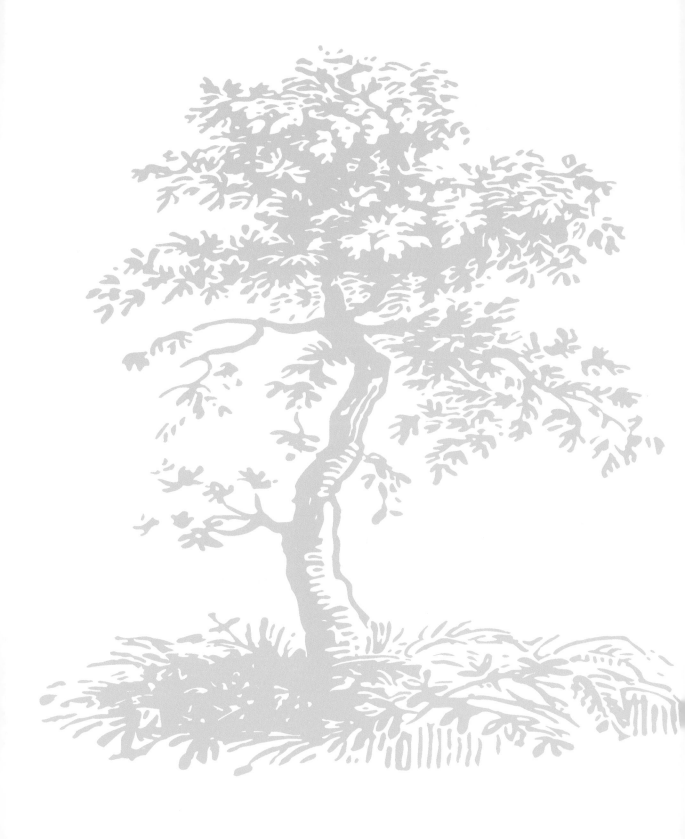

CAPTAR LA ENERGÍA DEL ÁRBOL

La postura estática "Abrazar al árbol", las respiraciones, los movimientos y los encadenamientos de movimientos son ejercicios que nos obligan a ser conscientes del exterior y del intercambio existente entre nuestras energías y el mismo. Sea cual sea el lugar de práctica, en un piso de la ciudad, en un prado, en el bosque o en la oficina, el espíritu es capaz de entrar en contacto con la poderosa fuente de la tierra y de inmensa energía cósmica del universo. Poco a poco se va desarrollando, con facilidad y fluidez, una nueva capacidad jamás percibida hasta entonces: la transparencia o la capacidad de ósmosis entre uno mismo y el medio exterior.

Los sabios de la antigüedad, los monjes taoístas y los médicos chinos conocían esa capacidad del ser humano. Necesitaban descubrir el medio para desarrollarla. Y, para ello, durante siglos elaboraron ejercicios que han acabado convirtiéndose en un tesoro del patrimonio cultural chino.

Regresemos juntos a las fuentes del Qi Gong y practiquémoslas en la naturaleza, ya que es ahí donde alcanzan su verdadera dimensión y poder.

Preparación:

- Elija un árbol que le atraiga en un jardín, un parque o un bosque.
- Practique frente a él durante 2-3 minutos la posición "Wu Ji" (p. 113).
- Después "enchúfese" a él, intente sentir su atmósfera energética, lo que exhala, lo que transmite.
- Pídale permiso para jugar con él y para que le transmita su energía.

1er. ejercicio:

- Respirando sutilmente, permita descender a su energía, desde lo alto de sus ramas por encima de su cabeza al nivel del punto Baihui (en la coronilla), para que le atraviese todo el cuerpo hasta la planta de los pies, para a continuación pasar bajo tierra y regresar al árbol entrándole por las raíces y ascendiendo hasta las ramas más altas, creando así un bucle.

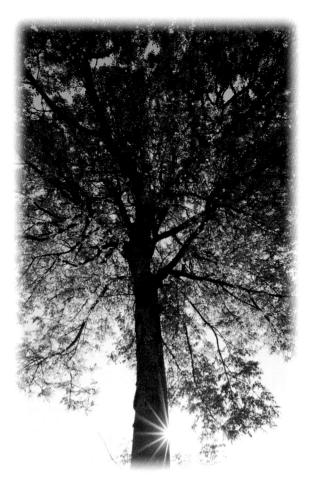

2º ejercicio:

■ Póngase frente al árbol, a una distancia no inferior a 3 m, con las palmas de las manos cara a él.

■ Busque la inmovilidad absoluta y entre en ósmosis con el campo energético del árbol.

■ Respirando sutilmente, capte esta energía con las palmas de las manos y permita que todo su cuerpo se impregne de ella.

3er. ejercicio:

■ Aproxímese al árbol y entre en contacto con él de cara, abrazándolo con los brazos o de espaldas contra el tronco.

■ Sienta en qué partes del cuerpo se necesita esa energía, tanto de manera general como particular. Respire con libertad y déjese ir.

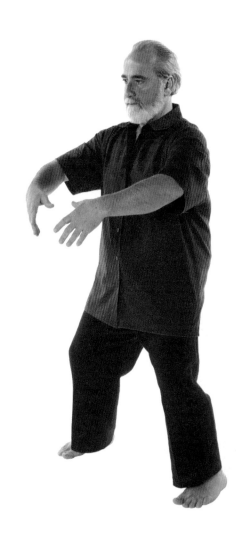

REPONER FUERZAS EN LA MONTAÑA

Colóquese frente a la montaña, con los ojos abiertos. Imagine un hilo invisible entre la cima de la montaña y su punto Baihui, en la coronilla.

■ Conéctese a la montaña y a su calidad energética.

■ Identifique a qué nivel se armoniza mejor el cuerpo con esa calidad: tal vez sea el Dan Tian, el pecho, el tercer ojo (u otra zona). Cada persona siente de manera distinta, así que esté atento a sus propias sensaciones.

■ Establezca la relación de ósmosis con el punto que vibre mejor.

■ Respire sutilmente y capte el Qi de la montaña.

■ Y escuche lo que ocurre en su cuerpo.

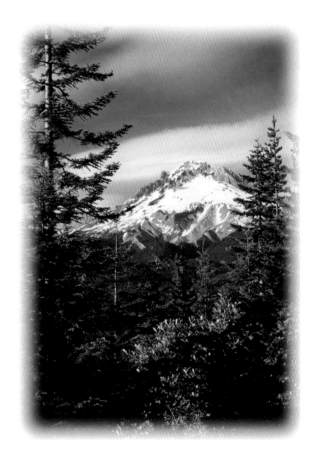

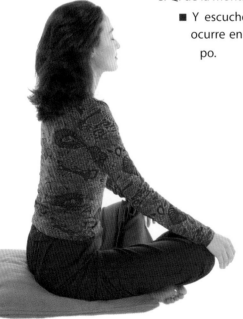

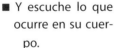

Se dice que

en todas las altas montañas de China viven ermitaños que casi no ingieren alimentos. Su único alimento proviene de las energías sutiles de la naturaleza que transforman en su interior para su desarrollo espiritual. Para alcanzar esa fase tuvieron que aligerarse de todo aquello que obstaculizaba las energías del cuerpo y el alma.

RECARGAR PILAS
CON LA ENERGÍA DEL SOL

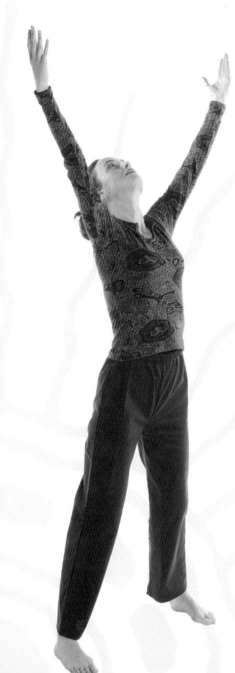

Lo ideal sería practicar todos los días al salir el sol. Por una parte es un momento en que su luz no es tan intensa, y se le puede mirar sin peligro. Por otra, se trata de un momento muy Yang, y por tanto muy energético.

■ Sitúese frente al sol.

■ Alce los brazos en cruz a la altura de los hombros, con las palmas de las manos hacia el sol. También es posible colocar los brazos a los costados del cuerpo y girar las manos hacia el sol.

■ Mirar al sol para permitir que su luz y su calor penetren por los ojos y desciendan hasta el Dan Tian.

■ Sienta cómo el cuerpo se va impregnando de la energía solar.

■ Imagine a continuación que el sol se sitúa en el Dan Tian en los hombres y en el centro del pecho en las mujeres. En estos lugares el sol tiene un efecto estimulante sobre la energía vital y el vigor sensorial que se irradian por todo el cuerpo.

■ Al cabo de algunos minutos de concentración y visualización, las energías del sol externo y del interno se interpenetran en el cuerpo.

REGENERARSE CON LA ENERGÍA DE LA LUNA

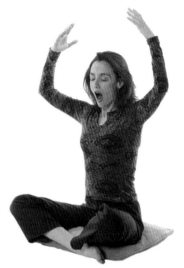

Al anochecer, siéntese en una silla o sobre un cojín frente a la luna. Imagine un hilo invisible que una la luna con su coronilla a fin de que su suave energía, fresca y Yin, impregne su cuerpo.

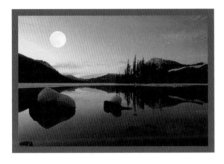

■ Cierre los ojos y, con el pensamiento, acérquese a la luna sin tocarla. Para que resulte más accesible, imagine que concentra toda su energía en una luna diminuta del tamaño de un pomelo que imaginará encima de su cabeza.

■ A continuación, aspire por la boca y absorba la luna por la coronilla para hacerla descender por la columna vertebral hasta el Dan Tian.

■ Ahí la calienta el calor del Dan Tian y la hace enrojecer.

■ Permanezca un momento en ósmosis con la luna en el Dan Tian.

■ Finalmente permita que la energía irradie y se extienda por todo el cuerpo.

Reponer fuerzas

Al igual que uno puede reponer fuerzas con la energía de los árboles, del sol o de la luna, también se puede captar la de cualquier elemento de la naturaleza, del mar, de una cascada, de un lago, de un río, de las estrellas o de una constelación. De todas maneras, el efecto será más importante si, en presencia de ese elemento, siente una afinidad reconfortante o regeneradora.

LOS EFECTOS

Simplemente estar bien

Gracias al Qi Gong de la naturaleza se irá acostumbrando a dejar el pensamiento en reposo y simplemente sentir los elementos de la naturaleza. Percibirá con más fuerza y concreción el fenómeno de ósmosis de su propio cuerpo, haciéndole transparente y permeable a las energías externas. El hecho de acostumbrarse a sentir las diferentes energías del sol, la luna o las estrellas, el mar, un lago o una cascada, o incluso entre árboles distintos, constituye el mejor entrenamiento para sentirse unido al exterior. Al hilo de la práctica aprenderá a vencer la sensación de aislamiento o de soledad, pues se hará consciente de que no está nunca solo, sino siempre acompañado y alimentado por las energías ofrecidas por ese paraíso que representa la naturaleza terrestre.

Estar bien con los demás

Su entorno se le irá revelando de manera progresiva con su energía, tan transparente y palpable como la energía de un árbol o del sol. Todo tiene lugar como si pudiese llegar a leer en los seres, pues cada vez los siente con mayor claridad más allá de sus palabras y apariencias. Poco a poco conseguirá reconocer la energía específica de cada uno y saber si esa persona se siente unida a la naturaleza, a la vida o si, por el contrario, está aislado de todo ello. Se apercibirá de que hay días en que una misma persona puede mostrar muchos cambios, o incluso otros sentimientos alternando las bajadas de energía con la plena forma, así como la tristeza y la alegría, o incluso otros sentimientos. Esta mejora de la escucha del estado emocional, espiritual o físico de las personas con las que uno trata, constituye una ayuda formidable para mejorar las relaciones con los demás y enriquecerlas.

Gracias a este entrenamiento aprenderá a entrar en ósmosis con la naturaleza, se tornará más receptivo a los demás y podrá sentir más empatía. Algunas personas que practican mucho Qi Gong desarrollan su intuición de tal manera que pueden llegar a captar los problemas de sus amigos, de sus seres más cercanos o de sus pacientes, en caso de ser terapeutas. Del mismo modo, algunos maestros de Qi Gong chinos son capaces de diagnosticar de manera intuitiva la enfermedad de sus alumnos. El Qi Gong suscita muchas aptitudes de desarrollo.

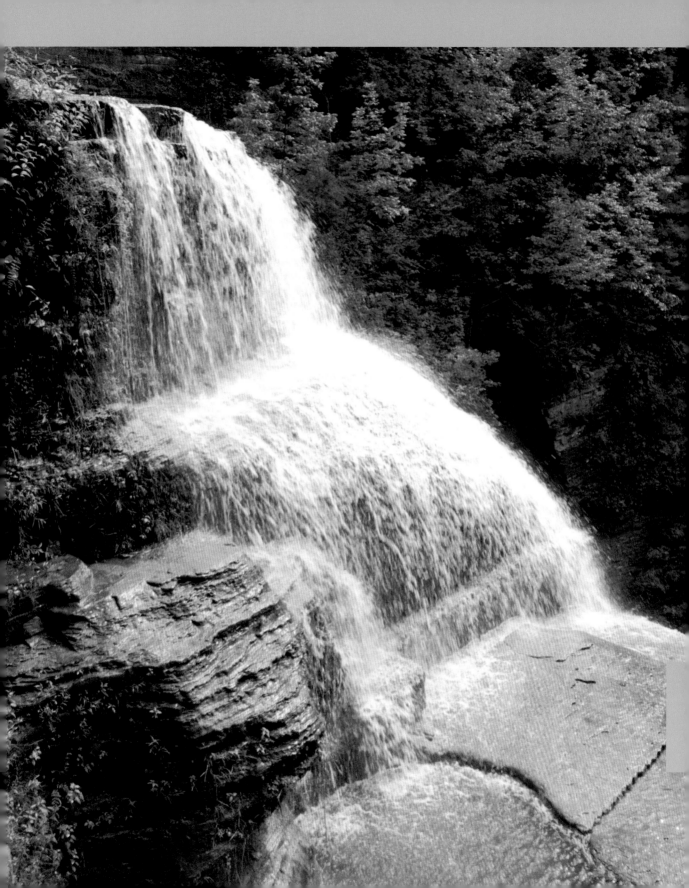

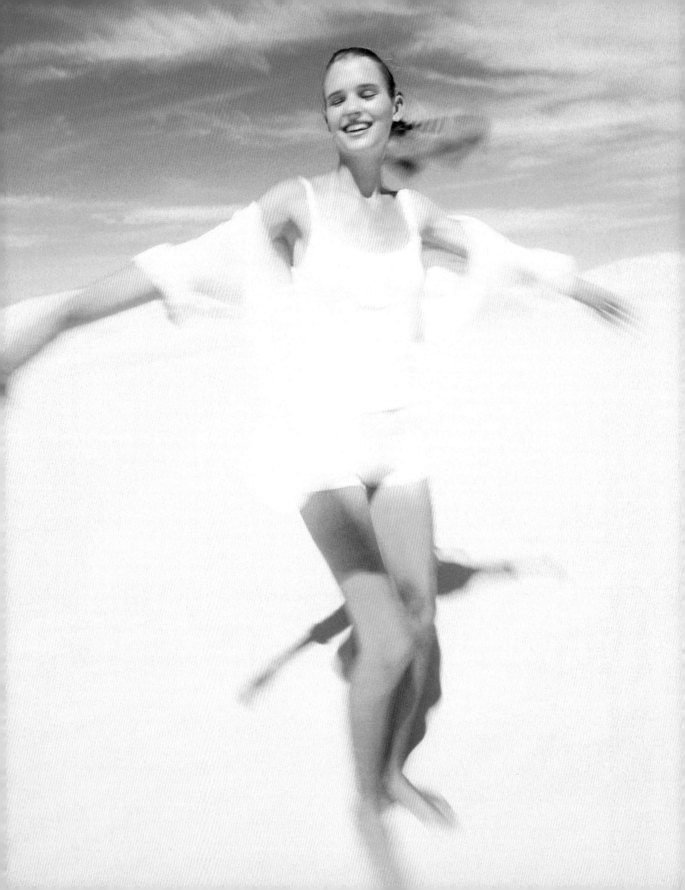

EL SECRETO DE LA FELICIDAD

El Qi Gong nos ayuda a ser conscientes de que hay que contar únicamente con uno mismo a la hora de crearse la propia felicidad a partir de cosas sencillas...

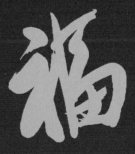

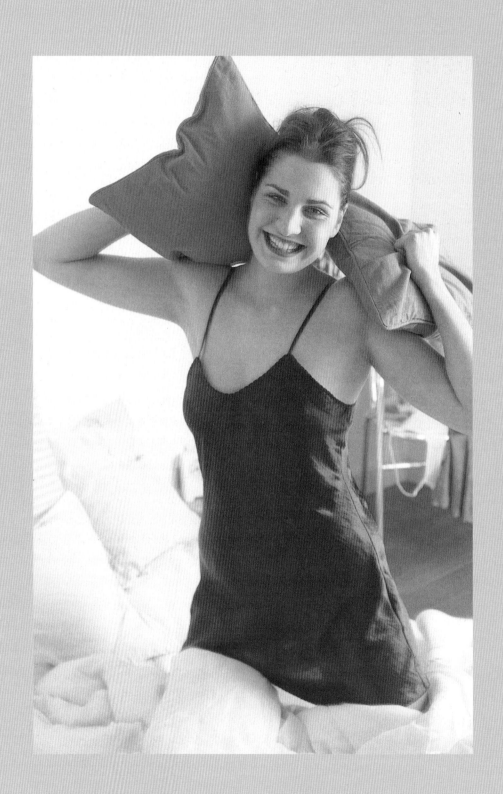

CONVERTIR LA VIDA EN UN ARTE DE VIVIR

El Qi Gong no es un fin en sí mismo, sino un medio, tal y como hemos podido ver a lo largo de este libro, que puede adaptarse a distintas disciplinas (salud, deporte, forma física, educación, trabajo, canto, danza...) a fin de aumentar el rendimiento y las aptitudes.

La práctica del Qi Gong es fácil y natural: hay que moverse de manera natural pero lenta, respirar con naturalidad, todo ello junto con el pensamiento y la energía en el cuerpo. Con la práctica, constatará que se va cambiando, que se desarrollan nuevos recursos. Podría decirse que existe un "antes" y un "después" del Qi Gong.

Nos ayuda a permanecer centrados en nuestro centro de gravedad, y a arraigar con los pies en la tierra. No sólo uno no se sumerge en ensoñaciones, sino que se pierde menos en los vuelos de la imaginación: se está aquí, en el presente, atento y bien despierto.

Agudiza nuestra sensibilidad. Nos hace capaces de captar el cielo, es decir, lo invisible, lo impalpable, la energía de cada cosa, de cada elemento de la naturaleza, de cada persona, de todos los seres vivos, pero también de la música, la danza, una voz...

Desarrolla nuestra energía vital, lo cual aumenta el tono de base y la forma física en todas las estaciones, en todas las circunstancias, tornándonos más resistentes, disponibles, y menos vulnerables a las emociones. Esta plena forma es como regresar de unas vacaciones bien aprovechadas, pero todo el tiempo. Este dinamismo se parece al de la primavera, pero permanece todo el año. Sea cual fuere la edad, se tiene la sensación de ser más joven, de estar cada vez más despierto y de ser cada día más curioso.

Gracias al Qi Gong nos centramos más en nosotros mismos y por ello desarrollamos el sentimiento de empatía. Todo ello nos permite comprender mejor el sentido de una situación o los problemas de las personas.

Nos ayuda a abandonar de manera natural y progresiva nuestras viejas pautas centradas en relaciones negativas y neuróticas con los demás, para poder por fin disfrutar del amplio espacio que sobreviene al ser libres, y nos hace disponibles de cara a los demás. Así, y frente a cualquier circunstancia, se establece un espacio agradable, un tomar distancia con respecto a las cosas, lo cual permite evitar la sensación de sentirse encerrado.

Poco a poco, sin buscarlo de manera deliberada, va estableciéndose en nosotros, de manera natural, lo que los sabios taoístas llaman el soltar presa o la inacción: hacer las cosas bien, conducirse en la vida de manera adecuada con desapego respecto al resultado final. Si se consigue... mejor que mejor. En cambio, si nos vemos involucrados en un fracaso o en un episodio doloroso, se tiene la capacidad de asumirlo. Eso significa que se intenta comprender el por qué de ello, su sentido. Se intenta, en todas las circunstancias, no tomarse los reveses de la vida como fracasos personales.

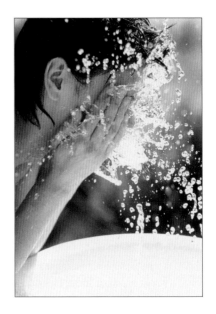

El Qi Gong ayuda a tomar conciencia de que sólo podemos contar con nosotros mismos para crear nuestra propia felicidad a partir de cosas sencillas: contemplar un amanecer o una puesta de sol, una cascada, sostener la mano de un niño, maravillarse con su sonrisa y sonreír como un niño.

Se realiza en lo más profundo de uno mismo que la felicidad no es un regalo, pues no depende tanto de las circunstancias externas como de nuestro estado interior. Del mismo modo, la felicidad no es gratuita, ni tampoco es algo que pueda adquirirse para siempre; se adquiere al precio de algunos esfuerzos. Con el Qi Gong no es necesario invertir más que una centésima parte de la jornada, un cuarto de hora más o menos, pero todos los días, o casi todos. Debe convertirse en una costumbre, en un instinto, en un gesto de higiene personal tan natural como lavarse o cepillarse los dientes.

PRACTICAR QI GONG COMO UN ARTE DE VIVIR

No obstante, no resulta útil querer alcanzar la felicidad desesperadamente para a continuación tratar de guardarla para uno mismo o protegerla a todo precio. Eso requeriría de un esfuerzo enorme, pues la vida transcurre y cambia sin cesar. ¿No será que la mejor manera de vivir siempre feliz sea simplemente acompañar la vida?

De este modo, sin buscar nada en particular, mediante su simple práctica, el Qi Gong proporciona todos esos recursos que nos hacen más "competentes" para ser felices. De nosotros depende que sepamos aprovechar la oportunidad. Cuando se manifiestan algunas de esas capacidades, uno se siente animado por un sentimiento natural de reconocimiento frente a nuestro propio cuerpo, y de este arte de cultivar la energía que nos desarrolla.

Una vez que se conocen los movimientos, las respiraciones, las visualizaciones, las repeticiones y encadenamientos, uno se da cuenta de que se puede ir todavía más lejos, sobre todo cuando se practica Qi Gong como un arte de búsqueda de la perfección del movimiento, de la sincronización perfecta con la respiración, y con la sensación de que ya no hay espacio para pensamientos parásitos.

Entonces vivimos instantes extraordinarios en los que sentimos que el cuerpo, los movimientos, la respiración y el espíritu son uno. Esos instantes se caracterizan por el silencio y la sensación exquisita de hallarse en comunión... con nosotros mismos, con nuestra energía, con nuestra consciencia y todo el universo. ¡Qué felicidad!

Qi Gong, una bocanada de aire fresco en los tiempos modernos

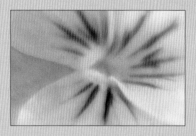

Aunque da la impresión de ser una técnica milenaria que provenga de otro mundo y de otros tiempos, el Qi Gong se integra perfectamente en la vida moderna para responder a nuestras distintas expectativas.

■ **Necesitamos intimidad y cordialidad:** la práctica nos ayuda a sentirnos mejor con los demás (cónyuge, amigos, parientes), así como con los hijos, a fin de acompañarles en su búsqueda de equilibrio.

■ **Necesitamos vitalidad:** la práctica refuerza nuestra salud, nos ayuda a soportar mejor las molestias y fastidios de la vida moderna, y participa en el mantenimiento de la buena forma física y moral de los ancianos, sin olvidar que puede utilizarse en la reeducación de personas que padecen trastornos psicomotores. También nos ayuda a vivir mejor las emociones para evitar que nos desborde el estrés o la melancolía.

■ **Necesitamos creatividad:** la práctica constituye una herramienta formidable para perfeccionar los métodos artísticos que nos permiten desarrollarnos, como el canto, la danza, la música, el teatro, la pintura...

■ **Necesitamos aumentar nuestro rendimiento:** la práctica tiene un efecto beneficioso sobre nuestras capacidades de comunicación, concentración, motivación y resistencia física y moral, y nos presta numerosos servicios tanto en la vida profesional como deportiva.

■ **Necesitamos serenidad:** al armonizarnos con la naturaleza y al ayudarnos a percibir mejor las energías del entorno, la práctica nos permite sentirnos, sin esfuerzo y con naturalidad, en onda con nuestra propia vida.

ÍNDICE GENERAL

Índice de ejercicios de Qi Gong

¿DÓNDE PRACTICAR QI GONG?

Puede apuntarse a un curso semanal de Qi Gong con un profesor titulado o bien descubrir esta técnica siguiendo un taller de iniciación durante un fin de semana o una semana, o incluso durante una excursión, en una salida de esquí o a la montaña, o incluso en el desierto... Para disponer de buenas direcciones de profesores titulados, consulte:

Federación Europea de Qi Gong y de Artes Energéticas

10, rue de l'Echiquier, 75010 París, Francia. Tel. 00 33 (0)1 48 01 68 28
13, avenue Victor Hugo, 13100 Aix-en-Provence, Francia. Tel. 00 33 (0)4 42 93 34 31

Federación Europea de Daoyinyang Shenggong

Bougaux, 12630 Gages, Francia. Tel./Fax 00 33 (0)5 88 29 25 60
anglesmichel@wanadoo.fr

Instituto Europeo de Qi Gong

Chemin de Chave, 13840 Rognes. Tel./Fax 00 33 (0)4 42 50 28 14
www.ieqg.com; info@ieqg.com

Enseñanza de Yves Réquéna en España

Seminarios libres y formación profesional
Contacto: www.iiqg.com; Jean-Luc Riehm
Instituto Internacional de Qi Gong
Calle Francisco Liñan Barbera, 4, portal 8, piso 4
11130 Chiclana de la Frontera, Cádiz, España.
Tel.: 697 933 575; e-mail: jlr-iiqg@hotmail.com
DVD: Qi Gong, la gimnasia de la gente feliz
Lección práctica realizada en tiempo real por Corinne Réquéna e Yves Réquéna siguiendo los ejercicios del libro.
Naturalia: Tel. 93 302 36 73; e-mail: naturalia_coop@yahoo.es

Direcciones por especialidades

Qi Gong, la gimnasia de la gente feliz
Práctica de los ejercicios del libro:
• *Instituto Europeo de Qi Gong*
Tel./fax 00 33 (0)4 42 50 28 14

Qi Gong para los ojos
• *Zhang Kun Lin/Centre Likan*
66, rue Jean-Jacques Rousseau
75001 París, Francia
Tel. 00 33 (0)1 40 13 04 33
http://site.voilà.fr/centrelikan

Qi Gong para niños
• *Association Le Pas de Pegaze*
90, rue Lafayette
75009 París, Francia
Tel. 00 33 (0)1 40 22 07 05
www.lepasdepegaze.com

Qi Gong y música
• *Brigitte Sulem*
102, Bd. de Simiez
06000 Niza, Francia
Tel. 00 33 (0)4 93 53 61 54
bsulem@caramail.com

Qi Gong dinámico y música
• *Fédération Daoyinyang Shenggong*
Bougaux, 12630 Gages, Francia
Tel./fax 00 33 (0)5 88 29 25 60
anglesmichel@wanadoo.fr

• *Les Temps du Corps*
10, rue de l'Echiquier
75010 París, Francia
Tel. 00 33 (0)1 42 46 77 32

Qi Gong y danza
• *Wutao la danse du Tao*
3, rue Vulpian
75013 París, Francia
Tel. 00 33 (0)6 60 29 10 00
Fax 00 33 (0)1 45 35 49 58
wutao@generation-tao.com

• *Corinne Réquéna*
Arteterapia para artistas, tanto principiantes como practicantes de Qi Gong. Cursos: "Del Qi Gong a la creatividad corporal".
47, rue Dauphine
75006 París, Francia
Tel. 00 33 (0)6 61 81 69 75
www.ieqg.com

• **Jean-Michel Chomet**
Para bailarines principiantes y profesionales; trabajos específicos.
90, rue Lafayette
75009 París, Francia
Tel. 00 33 (0)1 40 22 07 05
www.lepasdepegaze.com

• **Ange Tomas (Qi Gong y tango)**
10, rue Bossuet
34450 Vias, Francia
Tel. 00 33 (0)6 72 54 84 09
angethomas@voilà.fr

Qi Gong y escritura
• **Almacor/Régine Ferrandis**
14, cité Popincourt
75011 París, Francia
Tel. 00 33 (0)1 43 55 36 21
regiferr@club-internet.fr

Qi Gong y caligrafía
• **Instituto Europeo de Qi Gong**
Tel./fax 00 33 (0)4 42 50 28 14

• **Fong Jok Wah**
35, rue Ginoux
75015 París, Francia
Tel. 00 33 (0)1 45 77 92 66

Qi Gong y arte dramático
• **Françis Haas**
Fontanie
11410 Belflou, Francia

• **Marie-Paule Jourdan**
66, rue de l'aqueduc
75010 París, Francia
Tel. 00 33 (0)1 46 07 53 04

Qi Gong y silueta
• **Les Temps du Corps**
10, rue de l'Echiquier
75010 París, Francia
Tel. 00 33 (0)1 44 46 77 32

• **Maryse Guez**
135, rue Notre Dame
33300 Burdeos, Francia
Tel. 00 33 (0)5 59 01 00 21
mguez@netup.fr

Qi Gong, voz y sonidos
• **Instituto Europeo de Qi Gong**
Tel./fax 00 33 (0)4 42 50 28 14

• **Le Cirev**
Michel Hart y Sylvie Heyvaerts
17, rue Jean-Pierre Thimbaud
75011 París, Francia
Tel. 00 33 (0)1 43 57 74 42
Fax 00 33 (0)1 43 55 43 41

• **Mélanie Jackson**
27, rue Baller
75009 París, Francia
Tel. 00 33 (0)6 60 75 14 17

• **Voz y Qi Gong**
L. Bex y T. Cléments
La Loutre
26160 Félines, Francia
Tel. 00 33 (0)4 75 53 49 75
http://t.clements.free.fr

Qi Gong de la mujer
• **Femme de Jade**
Hélène Cociovitch-Réquéna
Tel. 00 33 (0)4 42 50 20 47
www.femmedejade.com

Qi Gong y desierto
• **Terre du Ciel**
Domaine de Chardenoux
71500 Bruailles, Francia
Tel. 00 33 (0)3 85 60 40 33
Fax 00 33 (0)3 85 60 40 31
terre-du-ciel@terre-du-ciel.fr
www.terre-du-ciel.fr

Qi Gong y formación en empresas
• **AB 3F**
57, rue du Marechal Joffre
77270 Villeparisis, Francia
Tel. 00 33 (0)1 60 21 28 28

Qi Gong, el arte del Qi
• **Centre International Vlady Stevanovitch**
Domaine de Saint Quentin
04110 Oppedette, Francia
Tel/Fax 00 33 (0)4 92 75 93 98
www.tantien.com

Qi Gong y masaje chino
• **CEPCE**
Marie-José Cunier
4, impasse des Augiers
04000 Dignes-les-Bains, Francia
Tel./Fax 00 33 (0)6 15 05 12 94
mjcuinier@hotmail.com

• **IEQG**
Chemin de Chave
13840 Rognes, Francia
Tel./Fax 00 33 (0)4 42 50 28 14
info@ieqg.com

Qi Gong y taoísmo
• **Ecole Lin Gui**
Liu Dong
25, rue Fleurus
75006 París, Francia
Tel. 00 33 (0)1 45 49 95 75
Fax 00 33 (0)1 45 49 28 65
liu@club-internet.fr

• **Dominique Banizette/Ecole du Qi**
Tel. 00 33 (0)4 75 88 32 63

• **Institut de Qi Gong et Thérapies traditionnelles chinoises**
Jean-Pierre Krasenski
207, rue St-Maur
75010 París, Francia
Tel. 00 33 (0)1 42 02 79 64
http://site.voilà.fr/centrelikan

• **Jacky Ferré**
"Le matin du dragon"
Tel. 00 33 (0)5 61 72 26 70

Qi Gong y artes marciales
• **Zhang Kun Lin/Centre Likan**
66, rue Jean-Jacques Rousseau
75001 París, Francia
Tel. 00 33 (0)1 40 13 04 33
http://site.voilà.fr/centrelikan

• **Jian Liu Jun/Institut Qimétao**
57, avenue du Maine
75014 París, Francia
Tel. 00 33 (0)1 43 20 70 66
www.quimetao.com

- *Georges Charles*
Arts classiques du Tao
IDAMCT
7, rue Fernand Widal
75013 París, Francia
Tel. 00 33 (0)2 32 97 02 94
sanyi@club-internet.fr
www.tao-yin.com

- *Fabrice Kapitanovich/*
Dojo du centre
13, rue Bouquerie
84000 Aviñón, Francia
Tel. 00 33 (0)4 90 82 14 08
dojo@wanadoo.fr
www.energetiques.com

- *Yuan Hong Hai/Ecole Jongun*
14, rue de la fontaine
75013 París, Francia
Tel./Fax 00 33 (0)1 69 41 93 82
www.jongun.asso.fr

- *Ass. Kung Fu Développement*
2049, avenue de Toulouse
34070 Montpellier, Francia
www.kungfuasso.com
http://shaolinkungfu.free.fr

Qi Gong y Tai Chi Chuan
- *F.T.C.C.G.*
17, rue du Louvre
75001 París, Francia
Tel. 00 33 (0)1 40 26 95 50
www.fed.taichichuan.asso.fr

Qi Gong y Feng Shui
- *Gérard Edde*
Ecole du Dragon Céleste
13, rue Bouquerie
84000 Aviñón, Francia
Tel. 00 33 (0)4 90 82 14 08
dojo@wanadoo.fr
www.energetiques.com

Qi Gong y talasoterapia
- *Estelle Lefèvre*
Carré Pro-BP 33
13100 Aix-en-Provence, Francia
Tel./Fax 00 33 (0)4 42 99 02 72
alest@club-internet.fr
Para contactar con los centros de talasoterapia que ofrecen Qi Gong así como con los que cuentan con programas de puesta a punto según los 5 elementos y las 5 estaciones, "Bien-Etre Asie".

Qi Gong y medicina
Direcciones donde hallará información sobre las indicaciones terapéuticas del Qi Gong y los descubrimientos más recientes en ese campo.

- *Association française de Qi Gong pour la Recherche Scientifique et médicale*
Les pinsons
140, rue du Général Leclerc
78510 Andrésy, Francia
Fax 00 33 (0)4 96 17 00 31
acudoc@wanadoo.fr

- *Bibliographie mondiale de la Recherche médicale et scientifique GERA*
Centre de documentation
192, chemin des Cèdres
83130 La Garde, Francia
Fax 00 33 (0)4 96 17 00 31
acudoc@wanadoo.fr

Congreso Científico Internacional
Shanghai Qigong Institute
650 Wan Ping Nan Lu
Shanghai 200030, RP China
Tel./Fax 00 86 21 643 83 936

Revistas especializadas
(en kioscos)
- *Génération Tao Magazine*
- *Tao Yin Magazine*

Libros y vídeos
- *Catálogo y selección de libros y vídeos sobre Qi Gong*
*Matin Clair/*Catherine Echard
Les Jaliberts
07140 Les Assions, Francia
Tel. 00 33 (0)4 75 59 49 05
tihuma@club-internet.fr
www.matinclair.com

Formación
- *Instituto Europeo de Qi Gong*
dirigido por Yves Réquéna
Formación profesional de profesores de Qi Gong en diversas disciplinas (artistas, educadores, formadores, terapeutas, psicoterapeutas...) y seminarios de introducción al Qi Gong.
Chemin de Chave
13840 Rognes, Francia
Tel. 00 33 (0)4 42 50 28 14
www.ieqg.com
info@ieqg.com

- *Instituto Internacional de Qi Gong*
ESPAÑA, MÉXICO, QUEBEC, SUIZA
www.iiqg.com

Otros centros de formación
- *Véanse direcciones de las federaciones e institutos (pàgina 141).*